U0721870

生命
百科

常见的疾病诊断方法

生命百科编委会　编著

中国大百科全书出版社

图书在版编目（CIP）数据

常见的疾病诊断方法 / 生命百科编委会编著．
北京 ：中国大百科全书出版社，2025. 1. --（生命
百科）. -- ISBN 978-7-5202-1816-0

Ⅰ. R44

中国国家版本馆 CIP 数据核字第 2025F63K25 号

总 策 划：刘　杭　　郭继艳
策划编辑：王　阳
责任编辑：张会芳
责任校对：邵桃炜
责任印制：王亚青
出版发行：中国大百科全书出版社有限公司
地　　址：北京市西城区阜成门北大街 17 号
邮政编码：100037
电　　话：010-88390811
网　　址：http://www.ecph.com.cn
印　　刷：唐山富达印务有限公司
开　　本：710mm×1000mm　1/16
印　　张：10
字　　数：100 千字
版　　次：2025 年 1 月第 1 版
印　　次：2025 年 1 月第 1 次印刷
书　　号：ISBN 978-7-5202-1816-0
定　　价：48.00 元

—— 总　序

　　这是一套面向大众、根植于《中国大百科全书》第三版（以下简称百科三版）的百科通俗读物。

　　百科全书是概要记述人类一切门类知识或某一门类知识的完备的工具书。它的主要作用是供人们随时查检需要的知识和事实资料，还具有扩大读者知识视野和帮助人们系统求知的教育作用，常被誉为"没有围墙的大学"。简而言之，它是回答问题的书，是扩展知识的书。

　　中国大百科全书出版社从 1978 年起，陆续编纂出版了《中国大百科全书》第一版、第二版和第三版。这是我国科学文化建设的一项重要基础性、标志性、创新性工程，是在百年未有之大变局和中华民族伟大复兴全局的大背景下，提升我国文化软实力、提高中华文化国际影响力的一项重要举措，具有重大的现实意义和深远的历史意义。

　　百科三版的编纂工作经国务院立项，得到国家各有关部门、全国科学文化研究机构、学术团体、高等院校的大力支持，专家、学者 5 万余人参与编纂，代表了各学科最高的专业水平。专家、作者和编辑人员殚精竭虑，按照习近平总书记的要求，努力将百科三版建设成有中国特色、有国际影响力的权威知识宝库。截至 2023 年底，百科三版通过网站（www.zgbk.com）发布了 50 余万个网络版条目，并陆续出版了一批纸质版学科卷百科全书，将中国的百科全书事业推向了一个新的高度。

　　重文修武，耕读传家，是我们中国人悠久的文化传承。作为出版人，我们以传播科学文化知识为己任，希望通过出版更多优秀的出版物来落实总书记的要求——推动文化繁荣、建设中华民族现代文明，努力建设中国式现代化强国。

为了更好地向大众普及科学文化知识，我们从《中国大百科全书》第三版中选取一些条目，通过"人居环境""科学通识""地球知识""工艺美术""动物百科""植物百科""渔猎文明""交通百科"等主题结集成册，精心策划了这套大众版图书。其中每一个主题包含不同数量的分册，不仅保持条目的科学性、知识性、准确性、严谨性，而且具备趣味性、可读性，语言风格和内容深度上更适合非专业读者，希望读者在领略丰富多彩的各领域知识之时，也能了解到书中展示的科学的知识体系。

衷心希望广大读者喜爱这套丛书，并敬请对书中不足之处给予批评指正！

《中国大百科全书》编辑部

—— "生命百科"丛书序

　　生命的诞生源自生物分子的出现，历经生物大分子、细胞、组织、器官、系统至个体、种群、人类的过程。在宏观进化链中，生物进化范畴的最顶端是人类的出现。

　　从个体大小上讲，生命体有高大的木本植物，有低矮的草本植物，还有能引起人类或动植物疾病的真菌、细菌、病毒等微生物。从生活空间上讲，生命体有广布全球的鸟，有在水中自由自在的鱼等。从感官上讲，生命体有香气宜人的植物，也有赏心悦目的花。从发育学上讲，有变态发育的动物（胚胎发育过程中形态结构和生活习性有显著变化的动物，也称间接发育动物），如昆虫；也有直接发育的动物（胚后发育过程中幼体不经过明显的变化就逐渐长成成体的动物），如包括人类在内的哺乳动物、鸟类、鱼类和爬行类等。有的生命体还是治疗其他动植物疾病的药，如以药用动植物为主要原料的药物等。为维持生命体健康地生长与发育，认识疾病、诊断疾病、治疗疾病很有必要。

　　为便于读者全面地了解各类生物，编委会依托《中国大百科全书》第三版生物学、作物学、园艺学、林业、植物保护学、草业科学、渔业、畜牧、现代医学、中医药等学科内容，组织策划了"生命百科"丛书，编为《常见木本植物》《常见草本植物》《香气宜人的植物》《赏心悦目的花》《广布全球的鸟》《自由自在的鱼》《变态发育的昆虫》《认识人体》《常见的疾病》《常见的疾病诊断方法》《治疗百病的药——

现代药》《治疗百病的药——中医方剂》等分册，图文并茂地介绍了各类生命体及与人类健康相关知识。

希望这套丛书能够让更多读者了解和认识各类生命体，起到传播生命科学知识的作用。

生命百科丛书编委会

目　录

第 1 章　现代医学疾病诊断方法　1

第 2 章　中国传统医学疾病诊断方法　81

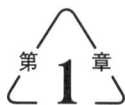

第1章
现代医学疾病诊断方法

体格检查

体格检查是指医师运用自己的感官和借助于简便的检查工具，了解和评估身体状况的一系列基本的检查方法。

许多疾病通过病史和体格检查的资料就可以做出临床诊断。体格检查是一项重要的临床基本功。通过体格检查所发现的异常征象称为体征。体征可以在一定程度上反映疾病的病理变化，是疾病诊断和鉴别诊断重要而特异的客观证据，也是进一步选择实验室检查和特殊检查项以协助诊断的主要依据。体征为客观检查所见，不受被检者主观意识的影响，而症状是就诊者的主观感受。有的症状不形成体征，如失眠、疼痛；有的体征并不出现症状，如心脏杂音、心界扩大；也有的表现既是症状又是体征，如经测体温证实的发热、呼吸困难等。体格检查的基本方法包括视诊、触诊、叩诊、听诊和嗅诊。

◆ 视诊

视诊是医师用眼睛观察患者全身或局部表现的一种检查方法。通过敏锐的视诊，结合渊博的医学知识，可大致判断有无疾病、可能的疾病类型和性质，以及疾病的严重程度。视诊包括全身视诊和局部视诊。

◆ 触诊

触诊是医师通过手接触被检查部位时的感觉进行判断的一种检查方法。触诊可以进一步检查视诊发现的异常征象，也可以发现视诊所不能明确的体征，如体温、湿度、压痛、波动、震颤、摩擦感以及包块的位置、大小、轮廓、表面性质、硬度、移动度等。触诊的适用范围很广，身体各部位均可采用触诊检查，腹部的触诊尤为重要。手的感觉以指腹和掌指关节部掌面的皮肤最为敏感，如指腹对于触觉较为敏感，掌指关节部掌面对震动较为敏感，手背皮肤对于温度较为敏感，因此触诊时多用这些部位。触诊时，由于检查的部位和目的不同，施加的压力有轻有重，并需要患者采取适当的体位予以配合。因此，触诊可分为浅部触诊法和深部触诊法。

◆ 叩诊

叩诊是医师用手指叩击患者身体表面某一部位，使之震动而产生音响，根据震动和音响的特点来判断被检查部位的脏器状态及病变性质的一种检查方法。叩诊可分为直接叩诊法或间接叩诊法。

医师用右手并拢的中间三指掌面直接拍击被检查部位，借助于拍击的反响和指下的震动感来判断病变情况称为直接叩诊法。该法适用于胸部和腹部范围较广泛的病变，如胸膜黏连或增厚、大量胸腔积液或腹水及气胸等。

常用的是间接叩诊法，即"指－指叩诊法"，此法是以左手中指第二指节密贴于被检部位，以右手中指指端叩击左手板指（中指）指骨前端，听其声音，感其振动。根据其音调、音响和振动时间的不同，在胸部的叩诊音可分为清音、鼓音、浊音、实音，它们都出现在不同的部位或分别反映出肺部不同的病理变化。另外，有时因为部位病变较深（如肾脏），不能检查出有无压痛，可以用拳头在两侧腰部分别进行叩击，检查有无叩击痛。

◆ **听诊**

听诊是医师用耳直接或借助于听诊器听取被检者器官或组织发出的声音的检查方法。听诊可分为直接听诊和间接听诊两种方法。直接听诊法是将耳郭直接贴附于被检查者的体表上进行听诊。该法所能听到的体内声音很弱，仅在某些特殊或紧急情况下才会采用。

间接听诊法是用听诊器进行听诊的一种检查方法。此法方便，可以在任何体位时应用，听诊效果也较好，因此是最常用的听诊方法。此法应用范围广，除用于心、肺、腹的听诊外，还可以听取身体其他部位发出的声音，如血管音、皮下气肿音、肌束颤动音、关节活动音、骨折面摩擦音等。

听诊器由耳件、体件和软管 3 个部分组成。体件类型有钟型和膜型两种：钟型体件适用于听取低调声音，如二尖瓣狭窄的隆隆声舒张期杂音，使用时应轻触体表被检查部位，但应注意避免体件与皮肤摩擦而产生的附加音；膜型体件适用于听取高调声音，如主动脉瓣关闭不全的杂音及呼吸音、肠鸣音等，使用时应紧贴体表被检查部位。

◆ **嗅诊**

嗅诊是通过嗅觉来判断发自患者的异常气味与疾病之间关系的一种检查方法。来自患者皮肤、黏膜、呼吸道、胃肠道、呕吐物、排泄物、分泌物、脓液、血液等的气味，其特点和性质能反映出不同的疾病。例如，糖尿病患者的呼出气呈烂苹果味，有助于糖尿病酮症酸中毒的诊断。

精神状态检查

精神状态检查是指用于判断患者所患的是神经性或精神性疾病，明确精神症状背后潜在的神经疾病基础的方法。

精神状态是指人脑对外界环境各种刺激进行反应时所表现出来的功能活动状态。人的精神活动是一个复杂的、相互联系又相互制约的过程。要判定某一精神活动有无异常，需要详尽真实的病史和精神检查。精神检查的主要方法是与患者交谈和对其进行观察。在检查精神状态时，不仅要确定症状的有无，还要观察症状出现的频度、症状持续时间及严重程度。异常的精神活动可通过人的外显行为如言谈、表情、书写、动作、举止等表现出来，称之为精神症状。临床常见的精神症状可分为感知觉障碍、思维障碍、注意障碍、记忆障碍、智能障碍、定向障碍、情感障碍、意志障碍、动作行为障碍、意识障碍、自知力障碍等。

◆ **感知觉障碍**

感觉障碍

感觉是客观刺激物的个别属性如颜色、声音、软硬、温度、气味、大小等通过感觉器官在人脑中的直接反映。常见的感觉障碍有：①感觉过敏。对外界一般强度的刺激难以忍受。常见于神经症、更年期综合征等。②感觉减退。对外界较强烈的刺激不能感知或感受轻微的现象，多见于抑郁状态、木僵状态、意识障碍等。对刺激完全不能感知称为感觉缺失，如失明、失聪、失音等，可见于癔症。③内感性不适。躯体内部产生的不适感或难以忍受的异样感，如咽喉部堵塞感、腹部气流上涌感、胃肠扭转感。多见于疑病症、躯体化障碍、精神分裂症及抑郁发作。

知觉障碍

知觉是客观事物的各种属性在人脑中综合起来，借助于以往的经验，形成一个完整的映象。常见的知觉障碍有：①错觉。对客观事物歪曲的知觉。多见于谵妄状态，正常人有时也可出现。②幻觉。无现实刺激作用于感觉器官时出现的知觉体验。幻觉常与妄想并存。根据所涉及的感官不同，幻觉可表现为幻听、幻视、幻嗅、幻触、内脏幻觉等。

感知综合障碍

对于客观事物能感知，但对某些个别属性（如大小、形状、颜色、距离、空间位置等）产生错误的感知，多见于癫痫，可出现视物变形、空间知觉障碍等。

思维障碍

思维是人脑对客观事物间接概括的反映，是人类认识活动的最高形式。思维包括分析、综合、比较、概括、判断、推理等基本过程。正常思维的基本特征是具有目的性、连贯性、逻辑性和实践性。临床上常见的思维障碍主要包括思维形式障碍和思维内容障碍。思维形式障碍主要表现为思维奔逸、思维迟缓、思维贫乏、思维涣散、思维破裂、思维中断等；思维内容障碍主要表现为妄想，可出现被害妄想、关系妄想等。

注意障碍

注意是指精神活动对一定事物的指向和集中的过程。通常所说的注意主要是指主动注意。注意障碍可表现为注意增强、注意涣散、注意减退、注意转移等。

记忆障碍

记忆是既往事物经验的重现。临床常见的记忆障碍有记忆增强、记忆减退、遗忘等。

智能障碍

智能又称智力，是指人们认识客观事物并运用知识解决实际问题的能力。临床常见的智能障碍有精神发育迟滞、痴呆等。

定向力障碍

定向力是指一个人对时间、地点、人物及自身状况的认识判断能力。对环境或自身状况的认识错误或认识能力丧失称为定向力障碍，可见于症状性或器质性精神病有意识障碍者或严重痴呆者。

情感障碍

情感是指个体对客观事物的态度和因之而产生相应的内心体验。情感障碍可表现为情感高涨、情感低落、焦虑、恐惧、惊恐和抑郁、情感不稳、情感淡漠、情感脆弱、情感麻木、易激惹性、病理性激情、情感倒错、情感幼稚、情感矛盾等。

意志障碍

意志是指人们自觉地确定目标，并克服困难用自己的行动去实现目标的心理过程。意志障碍可表现为意志增强、意志减弱、意志缺乏、意志倒错、矛盾意向等。

动作行为障碍

简单的随意和不随意行动称为动作。有动机、有目的而进行的复杂随意运动称为行为。动作行为障碍又称为精神运动性障碍。精神疾病患者由于病态思维及情感的障碍，常可导致动作及行为的异常。常见的动作行为障碍有精神运动性抑制、精神运动性兴奋、刻板动作、模仿动作、作态、强迫动作等。

意识障碍

意识是指人对周围环境及自身的认识和反应能力。定向障碍为意识障碍的重要标志。意识障碍可表现为意识清晰度降低、意识范围缩小及意识内容的变化等。

自知力障碍

自知力又称领悟力或内省力，是指对自己精神疾病的认识和判断能力。自知力缺乏是精神病特有的表现。神经症患者有自知力，主动就医诉说病情。但精神病患者一般均有不同程度的自知力缺失。临床上将有无自知力及自知力恢复的程度，作为判定精神病病情轻重和疾病好转程度的重要指标。自知力完整是精神病病情痊愈的重要指标之一。

前庭功能检查

前庭功能检查是指对前庭系统感知头部运动、维持运动时视觉和姿势稳定性的检查和判断。

前庭功能是维持人体平衡的 3 个主要因素之一。负责前庭功能的器官称为前庭器，位于内耳，包括 3 个半规管（外、上和后半规管）、椭圆囊和球囊。椭圆囊和球囊中各有 1 个囊斑，或称耳石器。这些都是前庭末梢感受器，人体用来感受直线和旋转时的速度和加速度。当人体平衡出现障碍时，如走路向一侧偏斜等，就需要做平衡功能检查，确定是平衡三要素（前庭、视觉系统、本体感觉）还是小脑出现了问题。当前庭功能出现问题时，就需要做前庭功能检查，以确定前庭器有无疾病、病变程度和性质。

正常情况下，前庭感受器可以准确感受三维头动。头动信息再向中枢前庭通路传递，用以控制前庭系统反射和前庭感知。前庭功能异常可能导致前庭反射异常和异常的前庭感觉。前庭系统的输出可以简单理解为眼球运动和姿势控制的运动反应。前庭系统反射主要包括：①前庭眼反射（VOR）。②姿势控制主要是前庭脊髓反射（VSR）和前庭－丘脑反射（VCR）完成。前庭功能检测可分为眼球运动描记、平衡姿势描记、前庭诱发的肌源性电位检查等。

自发性前庭反应检查包括自发性眼球震颤、平衡失调（闭目直立检查法、过指试验、行走试验等）、主观视觉（水平视觉和垂直视觉）、眼球偏斜反应（OTR）等。诱发性前庭反应检查有位置性眼震检查、变

位性眼震检查、冷热实验、旋转试验、头脉冲试验、前庭诱发的肌源性
电位检查等。

◆ **眼球震颤**

眼球震颤（简称眼震）是一种不随意，有节律，往复的，有快、慢
相的眼球运动。以慢相方向表示眼震方向。眼震的方向、频率、幅度、
慢相角速度等可直接反应前庭病变的性质和程度。眼震按其性质分周围
性和中枢性，按其方向分水平性、垂直性、混合性。周围性眼震多为水
平性或水平旋转性，眼震方向不变，持续时间较短，眩晕、恶心、呕吐
的程度与眼震强度一致；而中枢性眼震为垂直性、旋转性、斜行性，眼
震方向可改变，眩晕、恶心、呕吐等症状与眼震强度可不一致。中枢性
眼震多样，如分离性眼震、反跳性眼震、退缩性眼震、跷板样眼震、
周期交替性眼震、眼球点动双向眼震、随意性眼震等。可用肉眼和戴
Frenzel 镜观察。

◆ **眼震电图（ENG）与眼震视图（VNG）**

传统上，眼震电图是利用眼球运动时眼眶周围电位差的变化转换为
描记眼球运动的图形，评价前庭功能是否正常，精确计算眼震强度。检
查内容包括自发性眼震、位置性眼震、变位性眼震试验、定标试验、平
稳跟踪试验、注视试验、视动性眼震试验等项目。最后完成眼震温度试
验，利用冷热水（30℃和44℃）或冷热气（20℃和55℃）灌注外耳道，
诱发前庭反应。通过两耳眼震最大慢相角速度，计算一侧减弱（UW）、
优势偏向（DP）及固视抑制（FI）3 个参数。眼震视图除眼震采集主要
是通过红外视频记录和 ENG 不同外，其他完全相同。

◆ **转椅检查**

利用旋转椅旋转刺激诱发眼震。常用的方法是正弦摆旋转试验（SHA）。眼震的采集也是按照 VNG 的方式进行。其中以位相、增益、非对称性 3 项指标最为重要。转椅检查同时刺激双侧迷路，而对一侧前庭病变诊断价值不如冷热试验。同时，转椅检查可以连续监测患者在前庭功能障碍后功能的恢复情况，检测病程变化。由于转椅检查刺激相对小，患者容易接受，尤其是儿童患者，前庭双温等试验不能配合时，可尝试采用转椅检查。

◆ **头脉冲试验**

患者注视前方定点，对头部施加一个微小、快速、被动、突然的水平方向脉冲刺激，检查头朝向侧半规管的功能状态。视频头脉冲技术（vHIT）可以发现单侧或双侧水平半规管功能受损，也可以评价垂直半规管的功能状态，提供 VOR 高频区的重要信息。患者在 VOR 作用下产生与头动方向相反、速度相同的眼球运动，需保证与头静止相似的视觉稳定性；半规管功能受损时，眼动速度远低于头动速度，视敏度降低，需要一个甩头方向上的扫视动作帮助重新注视靶点。vHIT 异常的依据是 VOR 增益值降低和扫视波。这是传统头脉冲模型（HIMP）。

◆ **头脉冲抑制模型（SHIMP）**

该模型的视靶不再是 HIMP 中地面上的固定点，而是随头动方向实时改变的激光点。与 HIMP 不同，SHIMP 中 VOR 异常的患者由于跟随头动，不会产生扫视波。VOR 正常时，头动刺激半规管感受器兴奋，产生完整的前庭眼反射，眼睛偏离靶点，需要一个与头动方向相同的扫视（反补偿扫视波）补偿视敏度。SHIMP模型通过与头动方向相同的反补偿性扫视波可帮助了解前庭剩余功能。

动态视敏度（DVA）检查的简便筛查试验是阅读Snellen视力表。检查者在水平面以1～2赫的速度摇动患者的头部，同时患者阅读该视力表失去1线是正常，失去3线可能存在异常。临床应用的计算机数字化的DVA检查可以改善该检查的敏感性和特异性。首先检查患者的静态视觉，然后患者在水平面内按节拍器正弦摆动头部，评价前庭眼反射对动态视敏度的作用。DVA检查作为前庭功能低下的功能评价手段。

◆ **前庭自旋转试验（VAT）**

VAT于1987年被发明并作为眩晕患者的前庭高频检查的一项手段。患者在明亮环境中进行VAT检查，头戴传感器记录头动，水平和垂直向眼动通过眼电图描记法记录，检查过程中受试者需要始终凝视视靶，随蜂鸣器的节律于水平向、垂直向主动、连贯地摆动头部，频率从0.5～6赫兹由慢到快变化，摆头幅度由大到小变化。VAT检测频率2～6赫兹，是最接近日常活动的频率范围，检测频带覆盖面积较广。运动中的头动频率和VAT检测中的头动频率都高于传统转椅检查。VAT增益值和相位可用于诊断中枢与外周前庭系统疾病。

◆ **振动性眼震检查**

振动刺激头颅和颈部在前庭疾病患者中可引出眼震。振动诱发的眼震可能来自颈部肌肉的本体觉感受器，颈部的本体觉感受器与前庭系统和眼动系统相连；振动器置于额头可以同时刺激双侧迷路，并激活前庭感受器，前庭核接收到不对称的刺激直接导致振动诱发的眼震。这两种机制与摇头眼震不同，尤其在后者，震动停止，眼震也消失。振动诱发的眼震一般向健侧。梅尼埃病中可见向患侧的眼震。

◆ **前庭诱发的肌源性电位（VEMPs）**

VEMPs 是在强短声或骨导振动刺激的情况下，在胸锁乳突肌、眼肌表面记录到的前庭诱发的肌源性电位。前庭诱发肌源性电位检查包括颈源性 VEMP（cVEMPs）和眼源性 VEMP（oVEMPs）。cVEMPs 评价球囊功能（前庭下神经），oVEMPs 评价椭圆囊功能。主要参数包括振幅、阈值和潜伏期。

◆ **主观垂直视觉（SVV）与主观水平视觉（SVH）**

SVV 和 SVH 是可量化个人垂直方向和水平方向感知的行为检查。SVV 检查是针对椭圆囊病变的一种主观检查，椭圆囊一侧病变后，可以出现眼球扭转反应。这种主观视觉检查要求在检查时不能参照周围的视觉目标。SVV 检查在鉴别前庭外周与前庭中枢的病变或眼动病变及鉴别眼球倾斜反应和滑车神经麻痹中有重要意义。外周前庭病变 SVV 偏斜一般向患侧，病变侧乳突的或胸锁乳突肌的振动可能强化 SVV 的偏斜。在中枢前庭病变中，累及前庭核的低位脑干病变 SVV 偏斜与外周前庭病变相似偏向患侧；耳累及间质核的上位脑干病变 SVV 可能偏向健侧。SVV 的偏斜程度取决于是否在急性期及病变的范围内。

◆ **平衡功能床旁检查**

平衡功能检查包括静态和动态平衡功能检查。静态平衡检查主要包括：①龙贝格测试。主要用于站立平衡功能的筛选，患者双脚并拢站立，双臂抱于胸前或于身体的两侧。如果患者能够维持站立，轻微地摆动，继续进行闭目站立检查。睁眼时若有过度摆动，可能有前庭功能障碍。摆动较剧烈的侧别可能为病变侧。睁眼或闭眼过度的均衡性摆动可能提示本体觉减弱。②串联站立。分别在睁眼和闭眼时检查姿势稳定性。前庭功能低下代偿的患者该测试可正常，而本体感觉功能丧失的患者难以完成检查。③富库达踏步检查。该项检查患者在原地闭眼行走 100 步。按照富库达的结论，正常人行进少于 1 米，转角小于 45°。前庭功能障碍的患者一般是向患侧偏转。

◆ 平衡姿势描记的定量检查

计算机化的动力平台可以测重心和摆动，并提供定量化的资料。姿势图可以定量检查不同情况下姿势的稳定性，如睁眼或闭眼站立在坚硬的支持面、硬泡沫的平台。可在静态或动态情况下完成。根据原始数据（重心向左右摆动、向前后摆动及上下运动）计算出不同的参数，如摆动路径、确定摆动优势方向的摆动矩形图或进行频率分析。姿势图检查有两类：静态姿势图和动态姿势图。动态姿势图是在移除或改变在正常情况下能够获得的视觉和本体觉信息后，评价受试者维持平衡的能力。姿势图的检查目的是客观阐释平衡障碍，以及评价患者在维持平衡的过程中对前庭觉、视觉和本体觉的依赖程度。同时，也可以对前庭康复疗效进行评价。

乳房体格检查

乳房体格检查是指应用视诊、触诊等物理诊断方法对乳房进行检查。

乳房位于前胸部胸大肌和胸筋膜的表面。正常儿童和男性的乳房不明显。女性乳房在青春期后逐渐长大，呈半球形，乳头也长大呈圆柱状。成年女性乳房位于第2肋骨至第6肋骨之间，内侧至胸骨线旁，外侧可达腋中线。乳房的外上部向腋窝呈角状延伸。乳头在乳房前中央突起，平第4肋间隙或第5肋骨水平。在妊娠和哺乳期，乳腺增生，乳房明显增大，乳晕扩大，颜色加深。停止哺乳后乳腺萎缩，老年妇女乳房萎缩更加明显。乳房检查主要是视诊和触诊。为便于记录病变部位，常以乳头为中心分别作一条水平线和一条垂直线，这样将乳头分成4个象限，即外上、外下、内上、内下象限。乳房检查，特别是乳房自我检查，简便易行，对于早期发现乳房疾病有重要意义。

◆ **乳房视诊**

病人取坐位，面对亮光，两肩等高，脱去上衣充分暴露颈部、前胸和两上臂。医师仔细检查以下内容。乳房自我检查则站立于镜前，自我仔细观察以下内容。

①对称性和大小。正常女性坐位时两侧乳房基本对称，但亦有轻度不对称者，此系两侧乳房发育程度不同的结果。一侧乳房明显增大见于先天畸形、囊肿形成、炎症或肿瘤等。一侧乳房明显缩小则多为发育不全。

②乳房皮肤。局部皮肤发红应考虑乳房炎症或乳腺癌。单纯炎症常伴局部肿胀、疼痛和发热。肿瘤所致者皮肤常显暗红色，不伴热痛。乳房皮肤水肿多见于炎症刺激使毛细血管通透性增加，血浆渗出至血管外，并进入细胞间隙所致。由于癌肿机械性阻塞皮肤淋巴管引起的淋巴水肿，多伴有毛囊和毛囊孔下陷，皮肤变厚，局部皮肤呈猪皮或橘子皮状。乳

房皮肤局部回缩可由于外伤或炎症所致，也可能是乳腺癌的早期体征，在双臂高举或双手叉腰时更为明显。此外，还应注意有无溃疡、疤痕和色素沉着。

③乳头。正常乳头呈圆柱形，两侧大小相等，颜色相似，表面有皱褶。乳头回缩若自幼发生，为发育异常；若近期发生，则可能为癌变或炎症。乳头血性分泌物常见于乳腺癌。清亮的黄色分泌物常见于慢性囊性乳腺炎。

④乳晕。是围绕在乳头周围色素沉着的部分。其颜色可由粉红色到咖啡色。范围大小在不同个体也有较大差异。乳晕表面可以看到少许或许多突起的皮脂腺，故外表略显粗糙。应观察其大小、形状、对称性、颜色和表面特征。颜色变深可见于服用避孕药或怀孕，若呈深褐色则可见于肾上腺皮质功能减退。孕妇及哺乳期妇女乳房明显增大，向前突出或下垂，乳晕扩大，色素加深，腋下丰满，可见于浅表静脉扩张。

⑤检查乳房后，应观察腋窝和锁骨上窝有无红肿、包块、溃疡、瘘管和瘢痕。

◆ **乳房触诊**

触诊乳房时，被检查者通常坐位或仰卧位。仰卧位时，应置一小枕头于受检一侧的肩胛骨下，并嘱受检者将手臂置于枕后，有助于乳房对称地分布于胸前。检查者应将示指、中指和无名指并拢，用指腹进行触诊。受检者若取坐位，应双臂下垂，必要时双手高举或双手叉腰。乳房较小者，检查者可用一手托住乳房，另一手将乳房组织向胸壁挤压进行触诊；乳房下垂时检查者可用双手进行触诊，即检查者用一手自下面托住乳房，另一手由上面向下加压进行触诊。

触诊先由健侧乳房开始，后检查患侧。触诊由外上象限开始，左侧按顺时针方向，右侧按逆时针方向，由浅入深进行触诊，直至4个象限检查完毕。然后，触诊乳头乳晕处，每侧乳头均应以轻柔的力量挤压，注意有无肿块或分泌物。最后，检查有压痛或肿块处，先轻触诊，然后深触诊检查。此外，还应触诊腋下及锁骨上有无肿大淋巴结。

乳房自我自检查，是自己的右手检查左侧乳房，而左手检查右侧乳房，内容同上述。

正常乳房呈模糊的颗粒感和柔韧感。皮下脂肪组织的多寡，可影响乳房触诊的感觉。青年人的乳房柔软，质地均匀一致，而老年人则多呈纤维和结节感。乳房是由腺体组织的小叶所组成，当触及小叶时，勿误诊为肿块。月经期乳房小叶充血，乳房有紧张感，月经后充血迅即消退。妊娠期乳房增大并有柔韧感，哺乳期则呈结节感。触诊乳房时必须注意下列征象。

◆ **硬度和弹性**

乳房硬度增加和弹性消失提示皮下组织被炎症或新生物所浸润。此外，还应注意乳头的硬度和弹性。当乳晕下有癌肿存在时，该区皮肤弹性常消失。

压痛

乳房局部压痛提示炎症。月经期乳房亦较敏感，而乳腺癌甚少出现压痛。

包块

如触及乳房包块，应注意以下 7 个特征：①部位。注意包块在哪个象限，并指出与乳头的距离。②大小。以厘米记录包块的上下长度、横径和厚度。③数目。乳腺癌多为单个肿块，乳腺囊性增大或乳腺纤维瘤可有多个肿块。④外形。注意包块的外形是否规则，边缘是否光滑，与周围组织有无粘连固定。良性肿瘤表面大多光滑规整，而恶性肿瘤则凹凸不平，边缘多固定。圆形或椭圆形肿块可能为囊肿、腺瘤、纤维腺瘤、正常乳房腺体。不规则的肿块可见于癌肿、肉瘤和导管内乳头状瘤。⑤硬度。包块的质地可描写为柔软、囊性、中等硬度或极硬等。良性肿瘤多呈柔软或囊性感觉。坚硬者多提示恶性病变，也可为炎症后硬结。⑥压痛。炎性病变常表现为中度至重度压痛,而恶性病变压痛大多不明显。⑦活动度。应确定病变包块是否可自由移动，如仅能向某一方向活动或固定不动,则应明确包块系固定于皮肤、乳腺周围组织或固定于深部结构。大多数良性肿瘤活动度较大，炎性病变则较固定，恶性肿瘤的包块早期虽可活动，但发展至晚期，癌肿侵犯周围组织，则固定度明显增加。

乳房体格检查发现有异常者，应该及时进行进一步的 X 线钼靶摄片和超声等辅助检查，以明确疾病的诊断。

神经反射检查

神经反射检查是指应用一定的诊断方法对神经系统进行检查。神经反射是神经活动的基础，是通过完整的反射弧完成的，包括感受器、传入神经元、反射中枢、传出神经元和效应器。神经反射改变表现为亢进、增强、正常、减弱、消失、异常反射等。

◆ 浅反射

刺激皮肤或黏膜引起的反应称为浅反射。包括腹壁反射、提睾反射、跖反射和肛门反射。

◆ 腹壁反射

请患者取仰卧位，双下肢稍屈曲使腹壁放松，医生用钝头竹签沿肋缘、脐水平、腹股沟上（上、中、下腹部），由外向内轻划腹壁皮肤。正常时受刺激的部位出现腹肌收缩。上腹部反射消失见于胸髓 7 ～ 8 节受损，中腹部反射消失见于胸髓 9 ～ 10 节受损，下腹部反射消失见于胸髓 11 ～ 12 节受损。双侧上、中、下腹部反射均消失见于昏迷或急腹症患者。肥胖者、老年人及经产妇由于腹壁过于松弛，也会出现腹壁反射减弱或消失。

◆ 提睾反射

请患者取仰卧位（双下肢伸直）或站立位，充分暴露睾丸和股内侧，医生用钝头竹签由上向下轻划患者股内侧上方皮肤，引起同侧提睾肌收缩，使睾丸上提。双侧反射消失见于腰髓 1 ～ 2 节受损。此外，老年人或局部病变，如腹股沟疝、阴囊水肿、精索静脉曲张、睾丸炎、附睾炎等也可影响提睾反射。

◆ 跖反射

请患者取仰卧位，髋关节及膝关节伸直，医生以左手持患者踝部，用钝头竹签由后向前划脚底外侧至小趾掌关节处，再转向拇指侧，正常表现为脚趾跖屈（即巴宾斯基征阴性），如反射消失为骶髓 1 ～ 2 节损伤。

◆ **肛门反射**

患者取胸（肘）膝位或侧卧位，医生用钝头竹签轻划患者肛门周围皮肤，可引起肛门外括约肌收缩。反射消失为骶髓 4 ～ 5 节或肛尾神经损伤。

◆ **深反射**

深反射是指刺激肌腱、骨膜等深部感受器完成的反射，又称腱反射。检查时请患者合作，肢体放松。医生采用均等的叩击力量进行检查，并注意两侧对比。

◆ **肱二头肌反射**

请患者取坐位或仰卧位，肘关节自然放松呈屈曲状，医生将左手拇指或中指置于患者肱二头肌腱上，以叩诊锤叩击医生的左拇指或中指。反射活动表现为肱二头肌收缩、前臂快速屈曲。反射中枢为颈髓 5 ～ 6 节段，肌皮神经支配。

◆ **肱三头肌反射**

请患者取坐位或卧位，肘关节自然放松呈屈曲状，医生左手轻托患者肘部，以叩诊锤叩击其鹰嘴上方的肱三头肌肌腱。反射活动表现为肱三头肌收缩、前臂伸展。反射中枢为颈髓 6 ～ 7 节段，桡神经支配。

◆ **桡骨膜反射**

请患者取坐位或仰卧位，腕关节自然放松，肘部半屈半旋前位，医生以叩诊锤轻叩其桡骨茎突。反射活动表现为肱桡肌收缩、肘关节屈曲、前臂旋前和手指屈曲。反射中枢为颈髓 5 ～ 8 节段，桡神经支配。

◆ 膝反射

患者取坐位时，膝关节屈曲 90°，小腿下垂；患者取卧位时，医生用左手托其双侧腘窝处，使膝关节呈 120° 屈曲，以叩诊锤叩击其髌骨下方的股四头肌腱。反射活动表现为股四头肌收缩、小腿伸展。反射中枢为腰髓 2～4 节段，股神经支配。

◆ 跟腱反射

又称踝反射。请患者取仰卧位，髋关节及膝关节稍屈曲，下肢取外旋外展位，医生用左手将患者足背屈成直角，然后以叩诊锤叩击其跟腱。反应为腓肠肌收缩、足向跖面屈曲，反射中枢为骶髓 1～2 节段。如果卧位不能引出时，可请患者跪于椅面上，双足自然下垂，然后轻叩其跟腱，反应同前。

◆ 阵挛

深反射亢进常为上运动神经元瘫痪的表现，异常亢进的腱反射常同时合并持久性的阵挛。即用一持续力量使被检查的肌肉处于紧张状态，则该深反射涉及的肌肉就会发生节律性收缩。

①踝阵挛。患者取仰卧位，医生用左手托患者小腿后使膝部呈半屈曲，右手握其脚底快速向上用力使足背屈，并保持一定推力。阳性反应为踝关节节律性地往复伸屈。

②髌阵挛。请患者取仰卧位，双下肢伸直，医生用拇指和示指（食指的学名）捏住髌骨上缘，用力向远端方向快速推动数次，然后保持适度的推力。阳性反应为股四头肌有节律的收缩，使髌骨快速上下移动。

◆ 病理反射

病理反射是指锥体束受损时，失去了对脑干和脊髓的抑制功能而释放出的踝和拇趾背伸的反射作用。一岁半以内的婴幼儿由于锥体束尚未发育完善，可以出现上述反射现象。成年患者若出现上述反射现象，则为病理反射。

◆ 巴宾斯基征

检查方法同跖反射，阳性表现为拇趾缓缓背伸，其他四趾呈扇形展开。

◆ 奥本海姆征

请患者取仰卧位，髋关节及膝关节伸直，医生用示指及中指沿患者胫骨前缘用力由上向下滑压，阳性表现为拇趾缓缓背伸，其他四趾呈扇形展开。

◆ 戈登征

请患者取仰卧位，髋关节及膝关节稍屈曲，医生用手以一定力量捏挤患者的腓肠肌，阳性表现为拇趾缓缓背伸，其他四趾呈扇形展开。

◆ 霍夫曼征

请患者取坐位或仰卧位，医生左手持患者腕关节上方，右手以中指及示指夹持患者中指，稍向上提，使腕部处于轻度过伸位，然后以拇指迅速弹刮患者中指指甲，由于中指深屈肌受到牵引而引起拇指及其余3指的轻微掌屈反应，称为霍夫曼征阳性。此征为上肢锥体束征，一般多见于颈髓病变。

◆ 脑膜刺激征

脑膜刺激征见于各种脑膜炎、蛛网膜下腔出血、脑脊液压力增高等。常见的脑膜刺激征有以下 3 种。

◆ 颈项强直

请患者取仰卧位，医生以一手托住其枕部，另一手置于其胸前，做屈颈动作。被动屈颈受限称为颈项强直（但要排除颈椎病），正常人屈颈时下颏可触及胸骨柄，部分老年人或肥胖者例外。

◆ 凯尔尼格征

请患者取仰卧位，医生先将其一侧髋关节和膝关节屈成直角，再将其小腿抬高伸膝，正常人可将膝关节伸达 135°以上。阳性表现为伸膝受限，并伴有疼痛与屈肌痉挛。

◆ 布鲁津斯基征

请患者取仰卧位，双下肢自然伸直，医生一手托患者枕部，一手置于患者胸前，然后使其头部前屈，阳性表现为两侧膝关节和髋关节屈曲。

视力检查

视力检查是指检查视网膜分辨影像能力的方法。常采用标准视力表进行。

◆ 远距离视力表检查

受试者距视力表 5 米远，两眼分别检查。一般先检查右眼，用干净的卡片或遮眼板盖于左眼前，但勿使眼球受压。嘱受检者从上至下指出

"E"字形视标开口的方向，记录所能看清的最小一行视力读数，即为该眼的远视力。能看清"1.0"行视标者为正常视力。如远视力未达到正常，可用针孔镜放在被检眼前，测其针孔视力，如能改善，则说明视力较差多系屈光不正所致，通常需戴镜矫正。戴眼镜者必须测裸眼视力和戴眼镜的矫正视力。如在 5 米处不能辨认 0.1 行视标者，应让受试者逐步走近视力表，直至认出 0.1 视标为止，并以实测距离（米）除以正常人能看清该行视标的距离（5 米）记录其视力。如在 3 米处看清，则记录视力为 0.06。在 1 米处不能辨认 0.1 行视标者，则改为"数手指"。让受试者背光而立，检查者任意伸出几个手指，嘱其说出手指的数目，记录为数指 / 距离（CF/ 厘米）。手指移近眼前到 5 厘米仍数不清，则改为用手指在受试者眼前左右摆动，如能看到，记录为手动 / 距离（HM/ 厘米）。不能看到眼前手动者，到暗室中用手电筒照被检眼，如能准确地看到光亮，记录为光感（LP），不能者，记录为无光感。确定有光感后，还需分别检查视网膜各个部位的"光定位"。良好的光定位通常提示视网膜和视神经的功能是正常的，反之则多提示视网膜和视神经的病变。

◆ **近距离视力表检查**

在距视力表 33 厘米处，能看清"1.0"行视标者为正常视力。尚可让受试者改变检查距离，即将视力表拿近或远离至清晰辨认，以便测得其最佳视力和估计其屈光性质与度数。因此，近视力检查能了解眼的调节能力，与远视力检查配合则可初步诊断是有屈光不正（包括散光、近视、远视）和老视，或是有器质性病变，如白内障、眼底病变等。

血压测定

血压测定是指采用一定的仪器等检查血压高低的过程。血压通常指体循环动脉血压，是重要的生命体征。

血压分为收缩压和舒张压；收缩压和舒张压之差称为脉压，舒张压加 1/3 脉压为平均动脉压。血压测量是诊断高血压及评估其严重程度的主要手段，主要用以下 3 种测量方法。

◆ 诊所血压

诊所血压是临床诊断高血压和分级的标准方法，由医护人员在标准条件下按统一的规范进行测量。具体要求有以下 9 项。

①选择符合计量标准的水银柱血压计或者经国际标准（BHS 和 AAMI）检验合格的电子血压计进行测量。

②使用大小合适的袖带，袖带气囊至少应包裹 80% 上臂。大多数人的臂围 25 ～ 35 厘米，应使用长 35 厘米、宽 12 ～ 13 厘米规格气囊的袖带；肥胖者或臂围大者应使用大规格袖带；儿童使用小规格袖带。

③被测量者至少安静休息 5 分钟，在测量前 30 分钟内禁止吸烟或饮咖啡，排空膀胱。

④被测量者取坐位，最好坐靠背椅，裸露右上臂，上臂与心脏处在同一水平。如果怀疑外周血管病，首次就诊时应测量左、右上臂血压。特殊情况下可以取卧位或站立位。老年人、糖尿病患者及出现体位性低血压情况者，应加测站立位血压。站立位血压应在卧位改为站立位后 1 分钟和 5 分钟时测量。

⑤将袖带紧贴缚在被测者的上臂，袖带的下缘应在肘弯上2.5厘米。将听诊器探头置于肱动脉搏动处。

⑥测量时快速充气，使气囊内压力达到桡动脉搏动消失后再升高30毫米汞柱（4.0千帕斯卡），然后以恒定的速率（2～6毫米汞柱/秒）缓慢放气。在心率缓慢者，放气速率应更慢些。获得舒张压读数后，快速放气至零。

⑦在放气过程中仔细听取柯氏音，观察柯氏音第Ⅰ时相（第一音）和第Ⅴ时相（消失音）水银柱凸面的垂直高度。收缩压读数取柯氏音第Ⅰ时相，舒张压读数取柯氏音第Ⅴ时相。＜12岁儿童、妊娠妇女、严重贫血、甲状腺功能亢进、主动脉瓣关闭不全及柯氏音不消失者，以柯氏音第Ⅳ时相（变音）定为舒张压。

⑧血压单位在临床使用时采用毫米汞柱（mmHg），在中国正式出版物中注明毫米汞柱与千帕斯卡（kPa）的换算关系，lmmHg=0.133kPa。

⑨应相隔1～2分钟重复测量，取2次读数的平均值记录。如果收缩压或舒张压的2次读数相差5毫米汞柱以上，应再次测量，取3次读数的平均值记录。

◆ 家庭自测血压

对于评估血压水平及严重程度，评价降压效应，改善治疗依从性，增强治疗的主动参与，自测血压具有独特优点。且无白大衣效应（白大衣效应是指患者在医生或医疗环境中接受血压测量时，其血压值会异常升高，达到高血压诊断标准的现象），可重复性较好。患者家庭自测血压在评价血压水平和指导降压治疗上已经成为诊所血压的重要补充。然而，对于精神焦虑或根据血压读数常自行改变治疗方案的患者，不建议自测血压。

推荐使用符合国际标准（BHS 和 AAMI）的上臂式全自动或半自动电子血压计，正常上限参考值为 135/85 毫米汞柱。应注意患者向医生报告自测血压数据时可能有主观选择性，即报告偏差，患者有意或无意选择较高或较低的血压读数向医师报告，影响医师判断病情和修改治疗。有记忆存储数据功能的电子血压计可克服报告偏差。血压读数的报告方式可采用每周或每月的平均值。家庭自测血压低于诊所血压，家庭自测血压 135/85 毫米汞柱相当于诊所血压 140/90 毫米汞柱。

对血压正常的人，建议定期测量血压，20～29 岁，每两年一次；30 岁以上每年至少一次。

◆ **动态血压测量**

动态血压测量应使用符合国际标准（BHS 和 AAMI）的监测仪。动态血压的正常值推荐以下国内参考标准：24 小时平均值＜ 130/80 毫米汞柱，白昼平均值＜ 135/85 毫米汞柱，夜间平均值＜ 125/75 毫米汞柱。正常情况下，夜间血压均值比白昼血压值低 10%～ 15%。

动态血压监测在临床上可用于诊断白大衣性高血压、隐蔽性高血压、顽固难治性高血压、发作性高血压或低血压，评估血压升高严重程度，但是主要仍用于临床研究，例如评估心血管调节机制、预后意义、新药或治疗方案疗效考核等，不能取代诊所血压测量。

动态血压测量时应注意以下问题：测量时间间隔设定一般为每 30

分钟一次，可根据需要而设定所需的时间间隔。指导病人日常活动，避免剧烈运动。测血压时病人上臂要保持伸展和静止状态。若首次检查由于伪迹较多而使读数小于 80% 的预期值，应再次测量。可根据 24 小时平均血压，日间血压或夜间血压进行临床决策参考，但倾向于应用 24 小时平均血压。

心电图检查

心电图检查是指利用心电图机从体表记录心脏每一心动周期所产生电活动变化的曲线图形的方法。心脏机械收缩之前，先产生电激动，心房和心室的电激动可经人体组织传到体表。

◆ 简史

1887 年，英国皇家学会玛丽医院举行了一场具有划时代意义的科学演示——该院生理学教授 A.D. 沃勒在犬和人的心脏上应用毛细管静电计记录心电图。演示中，沃勒当场成功记录了人类第一例心电图。该图中只有心室的 V1、V2 波，心房 P 波未能记录。该研究成果为心电图技术的最终问世奠定了基础。

此后 13 年，荷兰生理学家 W. 艾因特霍芬致力于毛细管静电计记录心电图的研究。他改进了多项关键性技术，使记录到的图形更加清晰，并能显示心房 P 波、心室除极的 B 波、C 波及复极的 D 波。但其记录的心电图的毛细管中汞与硫酸界面上下的微小移动除受心脏生物电变化的影响外，还受周围环境各种干扰的影响。因此，虽然艾因特霍芬记录的心电图形已从原来 2 个波变成 4 个波，但仍不能解决心电信号淹没在各种干扰波中这一问题，不能用于临床。

1900 年，艾因特霍芬受阿德于 1897 年发明的弦线式电流计的启发，将弦线式电流计改造后用于记录人体心脏微弱生物电。为增加电流计的灵敏度，不仅要增加磁场强度，还要减轻弦线重量。为此，艾因特霍芬拉制的纤细镀银石英弦线（直径仅 2.1 微米，用放大镜才能看到）悬浮在两侧的磁铁间，当体表心电有微弱变化时，弦线便出现摆动，将摆动放大 500 倍后则记录到心电图。1901 年，艾因特霍芬成功地用弦线式心电图机记录了第一份心电图，并将各波命名为 P 波、Q 波、R 波、S波、T 波、U 波，这些命名沿用至今。1903 年，艾因特霍芬发表了《一种新电流计》的论文，并获广泛承认，这标志着心电图开始进入临床应用。但当时受检者的双臂需要浸泡在两个装满盐水的液罐中，为减少干扰，记录仪还要距受检者 1.5 千米之外。

艾因特霍芬于 1903 年完成的弦线式心电图的记录只是迈出了第一步，与其同样重要的是心电图记录导联系统的推出与完善。心电图机问世时，当时的记录导联系统竟有 100 多种，有的将探查电极放在心前区，而将无干电极放在前额；有的将无干电极放在口腔；还有人将无干电极放入食管。即当时尚无统一的心电图导联系统。

◆ **标准双极肢体导联问世**

1906 年，艾因特霍芬提出双极肢体导联的概念，他将位于患者右臂、左臂和左腿的记录电极两两连接后，可记录出振幅高、图形稳定的双极肢导心电图（Ⅰ、Ⅱ、Ⅲ导联），而将 3 个记录电极顺序连接后则形成心脏电位的等边三角形。直到 1913 年，双极标准肢导心电图才正式问世，并独自应用了 20 年。

◆ **威尔逊的单极导联心电图**

1920 年，英国的心脏生理学家 T. 刘易斯对双极肢导系统提出了质疑：一是其距心脏较远而使心电图振幅较低（衰减严重）；二是不能反映心脏水平面的心电向量变化。刘易斯随即开始研究单极导联心电图技术，他将心电图单极探查电极放在胸前区 V1～V6 部位和 3 个肢体导联部位，而无干电极为中心电端。这就是由刘易斯提出、1933 年由美国密歇根大学的教授 F.N. 威尔逊最终完成的单极导联心电图，这种心电图根据基尔霍夫电流定律确定了零电位和中心电端的位置。至此，心电图导联系统已成为 12 导联系统。

◆ **标准 12 导联心电图最终完善**

在威尔逊的 12 导联系统中，3 个单极肢体导联 VL、VR、VF 的心电图波形幅度低，不便于测量和观察变化。1942 年，E. 戈德伯格做了进一步研究。当他记录某一肢体的单极导联心电图时，将该肢体与中心电端的连接切断，用另外两个肢体导联的连接形成无干电极，心电图的振幅一下子增加了一倍，由此形成了沿用至今的单极加压肢体导联：aVL、aVR、aVF 导联。

1903 年，心电图开始用于临床。1906 年，艾因特霍芬先后记录了心房颤动、心房扑动、室性早搏等心电图。1908 年，心电图开始用于诊断心房肥大、心室肥大。从此，心电图应用范围不断扩大，新的心电图波与心电现象相继被发现。1930 年，预激综合征被发现，随后列夫

（Lev）病、长 QT 间期综合征、短 QT 综合征、Brugada 综合征、病态窦房结综合征、早期复极综合征、J 波综合征、Epsilon 波等新的临床心电疾病相继被提出。此后，心电图检查逐渐成为临床四大常规检查项目之一，应用范围已超出心血管病的诊治，其对脑血管病（如尼加拉瀑布样 T 波）、呼吸系统疾病（如肺栓塞）的诊断都有特异性强、敏感性高的表现。

1928 年，中国医学科学院北京协和医院购进了两台剑桥公司生产的心电图机，开启了中国心电图应用的先河。截至 1949 年，协和医院已积累了几万份双极肢体导联心电图资料。1950 年，中国心脏内科学家黄宛回国，及时将原来的旧式心电图机改造为单极导联心电图机。至 21 世纪，中国正常人心电图数据库的研究已完成。

◆ **正常值**

心电图纸上的每个小方格，在走纸速度为标准的 25 毫米 / 秒的情况下，横格代表时间为 0.04 秒，纵格为电压 0.1 毫伏。

心率。正常心律为窦性心律，频率为 60 ～ 100 次 / 分，超过 100 次 / 分的为窦性心动过速，低于 60 次 / 分的为窦性心动过缓。

心律。健康人绝大多数时间为正常窦性心律，节律整齐。若发生早搏、房颤等心律失常，可导致心脏节律不齐。

P 波。在肢体导联中除 aVR 为倒置外，余导联多为直立，或较低平。在胸壁导联 V1 ～ 6 多不够明显直立。

PR 间期。自 P 波开始至 QRS 波群开始的时间。正常为 0.12 ～ 0.20 秒。

QRS 波群。为一狭窄，形态多样的复合波群，时间在 0.06 ～ 0.10

秒的狭窄范围内。

ST 段。自 QRS 渡群终了的 J 点开始至 T 波开始的一段。ST 段的改变应与临床情况结合判断正常与否。

T 波。除在 aVR 导联是倒置外，余在 R 波高于 0.5 毫伏时均应直立。

U 波。T 波后的小波，在 V2 ～ 3 中易见，正常应直立，其他导联可不明显。

Q-T 间期。自 QRS 波开始至 T 波结束的间期。Q-T 间期随心率而略有长短之别。异常缩短多为药物或电解质紊乱影响。

◆ **临床意义**

心电图主要反映心脏激动的电学活动，因此对各种心律失常和传导阻滞的诊断分析具有肯定价值。特征性的心电图改变和演变是诊断心肌梗死的可靠实用方法。心肌受损、供血不足、药物和电解质紊乱都可引起一定的心电图变化，有助于诊断。

脑电图检查

脑电图检查是指通过精密的电子仪器，从头皮上将脑部的自发性生物电位加以放大记录而获得图形的方法。是通过电极记录脑细胞群的自发性、节律性电活动的过程。

脑电图检查包括常规脑电图、动态脑电图、视频脑电图等检查，是对大脑皮层的一项功能性检查，无创安全、简便易行。因对癫痫、颅内占位性病变、颅内炎症等有较高的诊断或辅助诊断价值而被广泛应用于临床。

脑电图检查的适应证包括：①癫痫。脑电图检查是癫痫诊断和分型的重要检查手段。通常要求患者定期复查脑电图以帮助观察治疗效果和判断预后，在癫痫诊治方面尚无任何检查手段可以替代脑电图。②中枢神经系统感染。如各种脑膜炎、脑炎、脑寄生虫病等的检查。③颅内占位性病变。包括良性和恶性肿瘤的检查。④颅、脑损伤。如脑震荡、脑挫裂伤、颅内血肿等的检查。脑震荡时 CT 可表现为正常，而脑电图可有异常。⑤意识障碍。一氧化碳中毒、酒精中毒、缺氧、药物中毒时都可以出现脑电图异常。⑥代谢性疾病。如肝性脑病、肾性脑病、尿毒症性脑病等各种脑病的检查。⑦睡眠障碍。如发作性睡病、睡眠呼吸暂停综合征等的检查。⑧精神、行为和认知障碍。如阿尔茨海默病、先天性痴呆、智力低下、精神分裂症、抽动症等的检查。

肌电图检查

肌电图检查是指应用肌电仪记录肌肉在放松和收缩时的生物电活动监听声音变化，结合神经传导速度测定，以确定神经、肌肉功能状态的检查方法。

肌电图检查可用于肌病、周围神经病、神经终板疾病的检查，可协助判别病变的部位、程度、预后。肌电图广泛应用于临床医学各学科，能鉴别肌源性或神经源性损害；区别周围神经的髓鞘损害和轴索损害；确定神经损伤及压迫的部位、程度及预后；判定神经吻合后功能恢复的情况；判定咀嚼肌的功能，膀胱括约肌、肛门括约肌的功能。

◆ **神经传导速度的测定**

除常规肌电图检查外，可根据需要进行神经传导速度的测定，包括运动传导速度及感觉传导速度的测定。前者使用表面电极记录，后者可使用针极记录。

◆ **运动传导速度的测定**

一般用电方波在神经干的远近两端进行超强刺激，在所支配的肌肉上分别记录这两次刺激所产生的反应，测定两点上的潜伏期（从开始刺激到开始产生反应之间所需要的时间）、两个刺激点之间的距离，以及远端刺激点到记录点的距离。正常人的运动神经传导速度大约为50 米 / 秒。

◆ **感觉神经传导速度测定**

用顺行法及逆行法记录，前者比较常用（在神经的远端刺激，近端记录）。多用表面电极，也可用感觉针极置于非常接近神经干的部位进行记录。根据刺激点到记录点的距离和记录点神经电位的潜伏期，可计算传导速度。感觉神经传导速度检查比运动神经传导速度检查敏感，常在病变的早期，甚至在病人尚无异常症状和体征时感觉传导速度就可以出现异常。

神经传导速度检查所获得的结果，反映整个神经干（包括快纤维及慢纤维）传导冲动的能力，诱发的电位代表神经纤维兴奋的总和。潜伏期代表最快纤维的传导时间，诱发电位的波幅反映参与传导的纤维的数目，以及这些纤维活动的同步程度。诱发电位持续的时间代表最快纤维与最慢纤维传导性能的差异。如果参与传导的各种纤维不同比例地减少，诱发电位持续时间延长，波幅下降，位相增多。

◆ **正常肌电图**

正常肌肉在完全松弛时，运动单位无活动，测不出动作电位，示波器上显示一条直线，这称为电静息。当针极插入肌肉时可见基线漂移或见时限 1～3 毫秒、波幅 100 微伏电位爆发（插入电位），旋即消失，这可能是针极对肌纤维的机械刺激所引起。针极接近终板区域时可见不规则的波幅 50 微伏、时限 1～3 毫秒的小波，伴随有海啸样声音（称为终极噪声），有时亦可出现双相小尖波，称为终板电位，第一相为负相，波幅 250 微伏，时限 1～5 毫秒。

◆ **异常肌电图**

异常肌电图在一些神经病、肌病等肌电图中可出现异常。

◆ **插入电位异常**

针极插入时可出现持续一段时间的由各种电位成分组成的一系列电活动，而后频率及波幅逐渐自发地衰减，这种现象称为插入电位延长。多见于失神经支配的肌肉。有一种特殊形式的插入电位延长，可在肌电图仪扬声器中听到类似摩托车起动的声音，称为肌强直发放，为肌强直现象的特殊表现，常见于先天性肌强直、萎缩性肌强直、副肌强直等疾病，也可见于多发肌炎、进行性肌营养不良，少数周围神经损伤、运动神经元病。

◆ **自发性电位**

正常静息状态的肌肉无自发性放电，有病理改变的肌肉安静时也可出现各种自发性电活动。纤颤电位是肌纤维的自发放电，是很有意义的病理电位。时限小于3毫秒、波幅在5～100微伏，伴随着"滴答"的声音，呈双相尖波，开始为正相，继之为负相，频率1～30次/秒。多见于神经源性损害，少见于肌病，罕见于正常的肌肉。

◆ **肌肉随意收缩时的异常肌电图**

病理情况下，肌肉轻收缩时运动单位电位的时限可发生变化：神经源性损害时时限延长，肌源性损害时时限缩短。病理情况下，运动单位电位的波幅亦可发生变化：神经源性损害波幅增高，肌源性损害波幅降低。同时亦可有波形的变化，表现为多相电位的比例增加，神经源性损害时多为群多相电位增加，肌源性损害时短棘波多相电位增多。

正常情况下，肌肉进行最大收缩时的肌电图呈干状相。病理情况下，最大收缩时的肌电图大致分为两类。一类是减少型。因不能动员足够的运动单位参与兴奋，因此出现运动单位电位数目减少的现象，肌肉最大收缩时出现单纯相或混合相，甚至完全瘫痪的肌肉出现病理性电静息。减少型常见于神经源性损害。另一类是病理干扰相。表现为高频率放电、波形琐碎，同时伴有波幅降低；图形密集的程度与肌力极不平行。

◆ **临床应用**

可以借助肌电图区分神经源性损害和肌源性损害。运动神经元疾病，如进行性脊髓性肌萎缩、肌萎缩侧索硬化、脊髓灰质炎后遗症均可呈现典型的神经源性损害的表现：束颤电位明显，可见纤颤电位、正锐波，运动单位电位时限延长波幅增高，多相电位增多，大力收缩呈减少型，运动神经传导速度正常或稍减慢，感觉神经传导速度正常。

应用肌电图可鉴别周围神经病是以轴索损害为主还是以髓鞘损害为主。前者肌肉放松时可有自发电位，轻度收缩时运动单位电位时限延长，波幅增高，大力收缩时运动单位电位数目减少，神经传导速度正常或稍减慢，诱发电位波幅降低，单纤维肌电图纤维密度增加。这类以轴索损害为主的周围神经病中，最常见的有酒精中毒性神经病、缺血性神经病、卟啉病、腓骨肌萎缩症轴索型、维生素 B_1 缺乏性神经病及某些中毒性神经炎。而髓鞘损害的周围神经病，肌肉放松时无自发电位，运动单位电位的波幅及时限正常，重收缩时运动单位电位的数目大量减少，神经传导速度明显减低，单纤维肌电图呈正常的密度。这一类中最常见的有糖尿病性神经病、腓骨肌萎缩症的髓鞘型、白喉性神经炎、癌性神经病、多发性感染性神经根神经炎、压迫性神经病等。

各种肌病除具有肌源性损害的一般肌电图表现外，还具有自己独特的肌电图表现。例如，进行性肌营养不良可有较多的自发电位，多发肌炎可有多量的纤颤电位。不同期的肌炎变化不同，特别是慢性期者可呈多样的变化。先天性肌强直及肌强直营养不良可见肌强直发放。重症肌无力，无自发放电，随意收缩时运动单位电位可正常，但肌肉易疲劳，持续收缩 30 秒以内即出现运动单位电位波幅进行性衰减，神经传导速度正常，用脉冲电反复刺激神经干，可见低频递减现象（低频脉冲刺激后波幅递减）。肌无力综合征可见重复频率刺激高频递增现象。此外，肌电图尚可做许多反射检查，协助诊断中枢神经系统病变。

内镜术

内镜术是指通过人体消化道、呼吸道或其他身体腔道插入内镜进行临床诊断和治疗的方法。

内镜包括鼻咽镜、纤维支气管镜、消化道内镜、膀胱镜、关节镜等。这里着重介绍与疾病诊断相关的消化道内镜和纤维支气管镜。

◆ 消化内镜术

简史

一个多世纪以来，临床医生一直在探索通过观察内脏的病变而诊断疾病的各种方法。内镜的发展过程，体现了这种思路逐步演进的过程，也反映了科学技术的进步对医学发展的推动作用。以胃镜为例，自1869 年德国医生 A. 库斯马尔制成硬式胃镜以来，胃镜检查经历了由硬式至半曲、由纤维镜至电子镜的发展历程。1957 年，美国医生 B. 希尔朔维茨首先使用纤维胃镜，之后将数以万计的特制光学纤维按一定次序和数量排列，分别接上目镜和物镜，保证了优质的导光；柔软、纤细可屈的镜身使操作灵巧，观察方便，扩大了内镜的视野，消除了检查的盲区，显著提高了诊断准确率。电子内镜的广泛使用，完全改变了原有纤维内镜由光学纤维导光与窥视的性质，其通过电缆将内镜头端摄取的图像传递至图像处理中心，然后显示在荧光屏上，可供多人同时观看，使内镜操作中的医护配合成为可能，为其后蓬勃兴起的内镜治疗技术奠定了坚实的基础。再加上固定画面、摄影、录像的配合，与计算机及图文处理系统的有机结合，使资料的储存、图像的采集变得更加容易，使内镜图像的会诊分析更加便利，学术交流内容更加充实，技术推广更加便捷。这些都使消化内镜成为现代消化疾病诊断、治疗中不可缺少的工具。电子内镜与各种先进诊疗技术的结合，已成为 21 世纪腔内疾病诊断和治疗的先进手段，如超声内镜可在内镜指引下用超声探头扫描检查消化管壁或邻近器官病变，超声内镜引导下细针穿刺活检术还可在内镜的引导下通过内镜管道穿刺目标组织，以获取目标组织用于病理学检查；色素与放大内镜可用于发现黏膜微细病变，并鉴别良恶性质；共聚焦内镜的使用将共聚焦显微镜引入腔内，达到光学活检的效果。胶囊内镜则将无线摄影装置吞入消化道，定时摄录腔内图像，对小肠病变诊断提供了崭新的工具。胆道镜、经内镜逆行性胰胆管造影术等还可对胰胆管进行内镜检查及治疗。由此，大大推动了消化道疾病诊断治疗的进展，对胃肠、胆管、胰管等部位进行检查、治疗，形成一个崭新的诊治领域，称为消化内镜学。

上消化道内镜检查

上消化道内镜检查包括食管、胃、十二指肠的检查，是应用最早、进展最快的内镜检查，通常亦称胃镜检查。

上消化道内镜检查适应证比较广泛，一般说来，一切食管、胃、十二指肠疾病诊断不清者或者进行健康体检，均可进行此项检查。主要适应证包括：①吞咽梗阻，胸骨后疼痛、烧灼感，上腹疼痛、不适、饱胀，食欲下降等上消化道症状，原因不明者。②急、慢性上消化道出血，上消化道内镜不仅可对此进行病因诊断，也可同时进行治疗。③ X 线钡餐检查不能确诊或不能解释的上消化道病变，特别是黏膜病变和疑有肿瘤者。④需要随访观察的病变，如消化性溃疡、萎缩性胃炎、反流性食管炎、Barrett 食管等。⑤上消化道疾病药物或手术治疗后的随访。⑥需做内镜治疗的患者，如摘取异物、上消化道出血的止血及食管静脉曲张的套扎与胃底静脉曲张组织胶注射、食管狭窄的扩张治疗、上消化道息肉摘除、内镜下黏膜切除术（EMR）、内镜下黏膜剥离术（ESD）、经口内镜下肌切开术（POEM）、经自然腔道内镜下外科手术（NOTES）等。

上消化道内镜检查相对禁忌证有：①严重心肺疾患。如严重心律失常、心力衰竭、心肌梗死活动期、严重呼吸功能不全及哮喘发作期等。轻症心肺功能不全不属于禁忌，但必要时应在监护条件下进行，以策安全。②休克、昏迷等危重状态。③神志不清或精神失常不能配合检查者。对于内镜检查或治疗导致的穿孔，内镜下及时的诊断和治疗可避免外科手术，故不是禁忌证。④食管、胃、十二指肠穿孔急性期。⑤严重咽喉部疾患、腐蚀性食管炎和胃炎、巨大食管憩室、主动脉瘤及严重颈胸段脊柱畸形等。⑥急性传染性肝炎或胃肠道传染病一般暂缓检查；慢性乙、丙型肝炎或抗原携带者，艾滋病患者应备有特殊的消毒措施。

下消化道内镜检查

下消化道内镜检查包括结肠镜检查和小肠镜检查。结肠镜检查自肛门至回盲部甚至末段回肠，可了解全结肠及末端小肠病变。小肠镜检查因设备与技术要求较高，在临床上远没有结肠镜检查常用。

下消化道内镜检查适应证有：①有腹泻、便血、下腹痛、贫血、腹部肿块等症状、体征者。②钡灌肠或乙状结肠镜检查有异常者，如狭窄、溃疡、息肉、癌肿、憩室等；或有钡灌肠不能解释的病变。③肠道炎性疾病的诊断与随访观察。④结肠癌的术前诊断、术后随访；癌前病变的监视，息肉摘除术后随访观察。⑤需作止血及结肠息肉摘除等治疗者。

下消化道内镜检查相对禁忌证有：①肛门、直肠严重狭窄。②急性重度结肠炎，如重症痢疾、溃疡性结肠炎及憩室炎等。③急性弥漫性腹膜炎及腹腔脏器穿孔。④妊娠妇女。⑤严重心肺功能衰竭、精神失常及昏迷患者。

经内镜逆行性胰胆管造影术

经内镜逆行性胰胆管造影术（ERCP）是继消化道内镜技术的进步而发展起来的一种对胆胰系统直接造影的研究方法，由麦丘恩等人于1968 年首次介绍。经过 50 余年的发展，对提高胆胰疾病的诊治水平发挥了重要作用。随着磁共振胰胆管成像（MRCP）等影像技术的出现和发展，单纯应用 ERCP 作为诊断技术的检查已经很少使用。目前，ERCP 更多是作为胆、胰管疾病内镜下治疗的基础技术而得到了广泛的应用。

经内镜逆行性胰胆管造影术适应证有：凡疑有胆胰疾病者均属ERCP 适应证。一般多在腹部超声检查、磁共振胆胰管成等检查之后，根据提示的病变确定检查的指征和重点。如疑有胆道系统结石、肿瘤、梗阻性黄疸、炎症性狭窄、慢性胰腺炎、胰腺癌及壶腹区病变等，均适于 ERCP 检查。

经内镜逆行性胰胆管造影术禁忌证有：①严重心肺功能不全不能耐

受内镜检查者。②对碘剂过敏者。③精神异常或极不合作者。④上消化道梗阻无法插入内镜。对确需行 ERCP 检查或治疗者，可行内镜下狭窄扩张治疗后，再行 ERCP 检查或治疗。随着内镜技术的发展和整体医疗水平的提高，过去的禁忌证多数已成为相对禁忌证。

小肠镜术

小肠镜术适应证有：①消化道出血的患者，经胃镜和结肠镜检查未能发现病变，临床怀疑有小肠疾病者。②克罗恩病的全消化道评估。③不完全小肠梗阻。④疑有小肠器质性病变者，如小肠肿瘤、小肠吸收不良综合征、慢性腹痛及慢性腹泻等。⑤多发性息肉患者的全消化道评估。⑥小肠造影或胶囊内镜有小肠异常发现者。⑦开展小肠疾病的内镜下治疗，如息肉的电切术、小肠出血的注射治疗及异物（包括滞留的胶囊内镜）的取出术等。

小肠镜术禁忌证有：①明确或可疑的小肠穿孔。②腹腔广泛粘连者。③精神障碍患者不能配合。④急性心肌梗死及严重呼吸功能障碍者。⑤血液动力学不稳定。⑥有凝血功能障碍。⑦有其他内镜检查禁忌证者。

◆ 纤维支气管镜检查

支气管镜检查是一项呼吸内镜技术，已经广泛应用于临床疾病的诊断与治疗。20 世纪初，美国医生杰克逊发明了尖端照明并带有吸引装置的硬质支气管镜。1964 年，日本的池田茂人研制了最早的可曲式光导纤维支气管镜（简称纤支镜），1967 年正式用于临床。经过不断的改良及发展，纤支镜已广泛应用于气管、支气管、肺部病变及纵隔病变的诊断及治疗。因其具有可弯曲性、管径较细及可视性，可经声门进入气管、支气管并达到段及亚段支气管，在直视下对气管及支气管内病变进行组织活检、穿刺、刷检及肺泡灌洗术，也可通过经支气管肺活检术、经支气管针吸活检术对肺组织、纵隔肿物或肿大淋巴结进行活检，也可代替内科胸腔镜对胸膜疾病进行诊断。

纤维支气管镜检查适应证有：①不明原因的慢性咳嗽。②不明原因的咯血，需明确出血部位和原因。③不明原因的局限性哮鸣音，查明气道阻塞的原因、部位及性质。④不明原因的声音嘶哑。⑤痰中发现癌细胞或可疑癌细胞。⑥X线胸片和/或CT检查提示肺不张、肺部结节或块影、阻塞性肺炎、炎症不吸收、肺部弥漫性病变、肺门和/或纵隔淋巴结肿大、气管支气管狭窄及原因未明的胸腔积液等异常改变。⑦肺部手术前检查。对指导手术切除部位、范围及估计预后有参考价值。胸部外伤、怀疑有气管支气管裂伤或断裂。⑧肺或支气管感染性疾病（包括免疫抑制患者支气管肺部感染）的病因学诊断。如通过气管吸引、保护性标本刷或支气管肺泡灌洗获取标本进行培养等。⑨机械通气时的气道管理。⑩疑有气管、支气管瘘的确诊。

支气管镜检查开展至今，已积累了丰富的经验，其禁忌证范围亦日趋缩小或仅属于相对禁忌证。但在下列情况下，行支气管镜检查发生并发症的风险显著高于一般人群，应慎重权衡利弊后再决定是否进行检查：①活动性大咯血。②严重的高血压及心律失常。③新近发生的心肌梗死或有不稳定心绞痛发作史。④严重心、肺功能障碍。⑤能纠正的出血倾向。如凝血功能严重障碍、尿毒症及严重的肺动脉高压等。⑥严重的上腔静脉阻塞综合征。纤维支气管镜检查易导致喉头水肿和严重的出血。⑦有主动脉瘤。⑧多发性肺大疱。⑨全身情况极度衰竭。

X 射线检查

X 射线检查是指用 X 射线诊断疾病的方法。可分为普通检查、特殊检查和造影检查。透视是一种简便而常用的 X 射线检查方法，可从不同角度观察脏器的形态及功能改变。

◆ 发现

1895 年，德国物理学家伦琴在研究阴极射线管气体放电时，发现附近涂有铂氰化钡的纸板上能发出肉眼可见的荧光，并且将手置于阴极射线管与铂氰化钡板之间，在纸板上显示出手的轮廓及骨骼影像。伦琴推断这是一种特殊的射线，由于不清楚这种射线的性质，便借用数学上代表未知数的"X"来表示，因此称为 X 射线。

X 射线应用于临床疾病诊断已有百余年历史，主要依据 X 射线的穿透作用、差别吸收、感光作用和荧光作用。由于 X 射线穿过人体时受到不同程度的吸收，如骨骼吸收的 X 射线量比肌肉吸收的量要多，那么通过人体后的 X 射线量就不一样，这样便携带了人体各部密度分布的信息，在荧光屏上或摄影胶片上引起的荧光作用或感光作用的强弱就有较大差别，因而在荧光屏上或摄影胶片上（经过显影、定影）将显示出不同密度的阴影。根据阴影浓淡的对比，结合临床表现、化验结果和病理诊断，即可判断人体某一部分是否正常。于是，X 射线检查便成了世界上最早应用的非创伤性的检查技术。

◆ 应用

尽管现代成像技术如超声、CT 和磁共振成像（MRI）对疾病诊断显示出很大的优越性，但并不能完全取代 X 射线检查。一些特殊部位如乳腺，主要使用 X 射线检查；对于胃肠道，X 射线检查仍具有较高的应用价值；骨骼系统和胸部通常也首选 X 射线检查。但有些部位，如中枢神经系统、肝、胆、胰和生殖系统等疾病的诊断则主要靠现代成像技术，其 X 射线检查的价值有限。此外，在介入放射学领域，通过获取病变的组织学、细菌学、生理和生化资料以进行疾病诊断时，最常应用的成像技术亦为 X 射线检查。

数字 X 射线摄影术

数字 X 射线摄影术是指在计算机控制下直接进行数字化 X 射线摄影的一种技术。即采用非晶硅平板探测器把穿透人体的 X 射线信息转化为数字信号，由计算机重建图像，并进行一系列的图像后处理。英文缩写为 DR。

电子成像板由大量微小的带有薄膜晶体管（TFT）的探测器排列而成。由于电子转换模式不同，又分为间接 DR 板和直接 DR 板，前者使用碘化铯闪烁屏，将 X 射线先转变成可见光，通过光电转化方式再被探测器接收；后者则使用非晶硒直接释放电子被探测器接收。

与传统的 X 射线摄影相比，DR 具有如下优点：①图像分辨率和工作效率更高。②X 射线剂量更低。③实时性和连续性。④图像后处理功能强大。⑤检查成功率更高。⑥检查时间缩短等。DR 的主要缺点是：

①系统噪声较明显。②视野较小。③DR 装置比较昂贵，其普及受到一定影响。

DR 可广泛应用于头颅、五官、胸部、腹部、脊柱、骨盆、四肢、静脉肾盂造影等各部位拍片检查，对乳腺疾病、口腔疾病、透视、点片摄影及各种造影检查具有较好的优势。DR 与价格较低、安装相对简单的计算机 X 射线摄影技术（CR）结合使用，可极大地改善医院的工作流程，提高工作效率，为患者的检查带来便利。

为规范数字 X 射线摄影检查技术，保证图像质量，中国相关专家经讨论，对 DR 提出了一些主要的检查原则：①在不影响 X 射线管负荷的原则下，尽量采用小焦点，以提高 X 射线图像的清晰度。②摄影时尽量使肢体贴近探测器，并且与探测器平行。③通常中心线应垂直于探测器，并对准摄影部位的中心。④按照摄片部位的大小和源－像距离选用合适的遮线器。⑤X 射线管对准摄影部位后，固定各个旋钮，防止 X 射线管移动。⑥摄影前需要了解受检者的病史及临床诊断，根据摄影部位的密度、厚度等具体情况，选择较合适的曝光条件；尽量缩小照射野，照射面积不应超过探测器面积，在不影响获得诊断信息的前提下，一般采用高电压、低电流、厚过滤，可减少 X 射线的辐射剂量。

计算机断层扫描

计算机断层扫描是指利用计算机技术对被测物体断层扫描图像进行重建获得二维或三维断层图像的扫描技术。英文缩写为 CT。

计算机断层扫描是由英国工程师 G.N. 亨斯菲尔德于 1967 年设计成功，并于 1971～1972 年开始临床试用。自 1974 年开始，CT 设备在全世界迅速普及并用于全身各部位扫描。CT 不同于 X 射线成像，它是用 X 射线束对人体某部位进行扫描，获取信息，经计算机处理，最终获得重建图像。它结合了 X 射线摄影与计算机技术，是一种获得以层面信息为基础的医学影像技术。

◆ 成像原理

CT 是用 X 射线束对人体某个检查部位一定层厚的层面进行扫描，由探测器接受透过该层面的 X 射线，经光 / 电信号转化，再经模拟 / 数字转换器转换为数字信号，输入计算机处理，再经数字 / 模拟转换，将每一像素的 CT 值转换为相应的灰度值，则重建为由不同灰度模拟的 CT 图像。

◆ 类型

普通 CT

普通 CT 在球管和探测器运动方式以及射线束覆盖范围经历了以下 4 个阶段：第一代 CT 单束扫描平移 - 旋转方式，第二代 CT 窄扇形束扫描平移 - 旋转方式，第三代 CT 宽扇形束扫描旋转 - 旋转方式，第四代 CT 宽扇形束扫描静止 - 旋转方式。普通 CT 的扫描时间较长，受运动的影像较大，存在扫描伪影。

电子束 CT

电子束 CT 是 20 世纪 80 年代后期，针对层面采集 CT 的扫描速度不足以显示动态器官（如心脏）而设计出的一种 CT，可把一个层面的采集时间缩短至 50 毫秒，故又称超快速 CT。

螺旋 CT

在 CT 的扫描架内置一环形滑轨，X 射线管可从滑轨上得到电源，在滑轨上连续绕病人旋转和连续发射宽扇形 X 射线束。平板探测器 CT 把 X 射线投影信息直接转换为电信号，继而转换为数字信号的装置，具有比以往的 CT 检测器更多的采集单元、更好的检测敏感性。又称容积性 CT。

双源 CT

双源 CT 是改变了常规 CT 所使用的一个 X 射线球管和一套探测器的 CT 成像系统，它是通过两套 X 射线球管和两套探测器来采集图像。在螺旋 CT 的基础上，进一步提升了扫描速度，辐射剂量降低。双源 CT 实现了电磁直接驱动，并采用先进的静音技术及特殊的散射线校正技术。

◆ CT 设备的图像显示

动态显示

①动态期相显示。静脉注射对比剂后，选择对比剂在感兴趣结构的准确充盈期相，如动脉早期、动脉期、实质期、静脉期、延迟期等，作重复扫描，捕捉兴趣结构在不同期相的强化方式。②CT 透视。利用高级 CT 设备的快速采集与实时重建能力，在荧光屏上实时显示扫描部位影像的方法。主要用于 CT 导向的介入技术。③CT 电影。利用高级 CT 设备的快速采集能力，对兴趣结构的影像做回顾性连续回放的显示方法，适用于动态器官的形态学与强化方式等信息的显示。

定量显示

①骨矿盐定量显示。在扫描中，通过在扫描野内放置参照体模，计算出扫描的骨骼中矿盐精确含量方法，是骨矿盐定量测量的方法之一。②脂肪定量显示。和骨矿盐含量定量显示类似，计算扫描野内规定的兴趣区内脂肪含量的方法。③冠状动脉钙化积分显示。在具有快速采集冠状动脉影像能力的设备上，利用专用软件计算冠状动脉壁内钙沉积量，量化为分值，作为判断冠状动脉硬化程度的指标的方法。

功能性成像

功能性成像在 CT 设备上开发较晚，已应用于临床的有脑 CT 灌注成像、肿瘤 CT 灌注成像等。方法是静脉注射对比剂后行快速采集，量化显示兴趣区内的局部血流量、局部血容量、平均通过时间等参数。功能性成像主要用于脑缺血性疾病、肿瘤等的诊断。由于心脏系一动态器官，开发心肌 CT 灌注成像的难度很大，但随着 CT 技术的飞速发展，心肌灌注及心肌应力性灌注成像 CT 已于 2006 年问世。

CT 应用的优势领域在各学科中，涉及出血及血管闭塞性疾病、创伤、肿瘤、大多数炎症与寄生虫疾病、部分退行性疾病和变性性疾病、部分骨关节疾病等都是 CT 检查的指征。以往，层面显示的方式不能显示大多数血管性疾病的相关征象，螺旋 CT，特别是多层螺旋 CT 和双源 CT，通过相应的重建方式不仅可显示血管，还可以用内镜方式直接观察血管内壁，且可以同时显示血管相邻的结构。现代的 CT 设备可以安装放射治疗定位与治疗计划软件，可将相应的信息经计算机直接传输治疗计划系统，达到更精确的治疗定位。

CT在临床应用非常广泛，其优势有：①CT图像的密度分辨率高。②对病灶的定位、定性准确。③为临床提供直观可靠的影像学资料。但也存在如下应用限制：①不适用于对X射线敏感的人群（如孕妇、儿童）和部位的检查。②行增强扫描时，碘对比剂过敏者会产生各类副反应，严重者可致死。③软组织分辨力不如磁共振成像（MRI），因此对部分先天性畸形及软组织异常的显示不是首选方法。④非大体形态显示能力不如MRI，如结合水与游离水的鉴别、大脑皮层功能活动显示等。

磁共振成像

磁共振成像是指利用人体组织中某种原子核（最常用额是氢核）的核磁共振现象，将所得射频信号经过电子计算机处理，重建人体任何平面断面图像的成像技术。英文缩写为MRI。磁共振成像是一种非X射线医学成像技术。

◆ 简史

1924年，奥地利理论物理学家W.泡利为解释原子光谱的某些结构，提出原子核具有角动量（即自旋）的假说。1946年，美国物理学家F.布洛赫和E.M.珀塞耳分别发现，在静磁场中某些原子核可吸收一定频率的射频电磁波能量，并产生共振，这一现象称为核磁共振（NMR）。此后，它广泛应用于物理、化学、生物学、地质学，成为研究物质结构、化学分析的有力工具。1967年，科学家J.杰克逊首次在活体中得到核磁共振信号。1971年，美国科学家R.达马地安观察到肿瘤组织弛豫时间延长，提出核磁共振可能成为诊断肿瘤的工具。20世纪60年代末，计算机断层扫描（CT）发明后，立即有人研究NMR成像。1972年，美国化学家P.C.劳特布尔用梯度磁场法得到一个水模型的质子NMR二维图像，这成为世界上第一个核磁共振图像。此后，相继得到植物、动物和人体的图像，技术日趋成熟后，20世纪80年代初始用于临床。1983年，美国放射协会建议使用磁共振成像命名这项技术。

◆ NMR成像原理

原子核由质子和中子组成，它们均以自身为轴作高速旋转，这称为自旋。质子带正电荷，自旋时产生磁场，也称磁矩。中子虽为电荷中性，但由于表面电荷分布不均匀，自旋时也产生磁矩。原子核中质子或中子的磁矩互相叠加，表现为原子核的总磁矩，也称净自旋。质子数或中子数均为偶数时，磁矩互相抵消。因此，只要质子数和中子数并非同时是偶数，原子核就有磁矩或净自旋。人体组织中这类原子核有氢-1、碳-13、钠-23、磷-31等。其中氢-1的含量多，NMR灵敏度高，信号强，用来成像的主要是氢-1。NMR信号强度与样品中氢核密度有关，人体中各种组织间含水比例不同，即含氢核数的多少不同，故NMR信号强度有差异，利用这种差异作为特征量，把各种组织分开，就是氢核密度的核磁共振图像。人体不同组织之间、正常组织与病变组织之间氢核密度、弛豫时间T1和T2这3个参数的差异，是磁共振成像用于临床诊断最主要的物理基础。

◆ **临床运用**

磁共振成像可利用被检组织的物理和生物化学特性作组织特性评价，以区别不同组织，通过流动效应显示血液和脑脊髓液的流动。随着磁共振成像硬、软件的提升，时间和空间分辨率均明显提高，进一步扩大了磁共振成像的应用范围。

颅脑、脊柱和脊髓

磁共振成像在中枢神经系统的成像中明显优于 CT 及其他影像检查，可清晰分辨脑灰质和白质，对多发性硬化等一类脱髓鞘病的诊断优于 CT。对脑外伤、脑出血、脑缺血、梗塞、各种脑肿瘤和硬膜下血肿等均有良好的显示效果。尤其脑干及小脑病变的磁共振成像图像由于没有伪影、明显优于 CT，是首选检查方法。由于扩散、灌注等功能成像序列的应用，可检测超急性期脑梗塞和脑出血改变。

磁共振成像不需要对比剂即能清晰区分脊髓、硬膜囊和硬膜外脂肪。对肿瘤、脊髓空洞症、脱髓鞘病变等均有较高的诊断价值。对外伤，虽然磁共振成像显示骨折或脱位不如 X 线平片或 CT，但能观察脊髓损伤情况。磁共振成像显示椎间盘也较好，可以分辨纤维环和髓核，特别是矢状面图像，可以同时显示多个椎间盘突出。

心胸

无需对比剂，结合心电门控技术即可清晰地显示心脏大血管形态结构。应用超快速技术，可观察心脏运动功能、血流动态、心肌灌注等情况。对缺血性心脏病、心肌病、心腔及心旁肿块、心包病患、心脏瓣膜病、先天性心脏病均有良性效果。磁共振血管成像对比增强技术可有效显示颅脑及体部血管及分支，已部分取代普通血管造影和数字减影血管造影。对肺部的检查，磁共振成像不如 X 射线平片和 CT，但对纵隔肿块和血管结构的分辨则优于 CT。

肌肉骨关节

NMR 成像可清楚地显示关节软骨、韧带、肌腱、肌肉等，作为无创性成像，基本上可取代关节造影术和关节镜检查，对软组织和肌肉病变包括肿瘤和炎症，尤其是早期骨髓炎等均有良好诊断效果。对显示骨缺血性坏死的早期改变，优于 CT 和放射性核素检查。

腹部、肾和肾上腺

腹部主要扫描肝、胰、脾等器官，整体上与 CT 效果相似。由于扫描技术的更新和对比剂的应用，诊断范围和效果均有所提高。对肾肿瘤，超声和 CT 诊断困难时，可应用对比增强磁共振成像；对肾上腺，磁共振成像对比分辨率高，根据信号强度有助于组织特性分析，如良恶性肿瘤鉴别。

盆腔

主要用于女性盆腔、子宫内膜、子宫癌和卵巢瘤的分期、良性子宫病变的诊断，对男性盆腔、前列腺肥大和癌的鉴别较超声和 CT 有一定优势。对膀胱癌和直肠癌的分期，磁共振成像的作用与 CT 类似。

磁共振波谱

磁共振波谱是利用磁共振现象和化学位移作用进行的特定原子核及其化合物定量分析的方法。

原子核的共振频率不仅取决于外加磁场强度及其本身物理性质，还受化学环境的影响，即同一种原子核所在的化学环境不同，进动频率就会不同，产生磁共振频率也就不同，在频谱上产生的共振峰也有差别，这种现象称为化学位移。

磁共振波谱分析（MRS）需要良好的磁场均匀性，要求短的射频脉冲激励原子核，然后需要一段采集信号时间，将收集到的自由衰减感应信号通过傅里叶变换变成波谱。因此，磁共振波谱分析是由一系列的频谱峰组成，峰下面积代表原子核的数量，横轴代表共振频率，通常用百万分率表示，纵坐标代表信号强度，峰值由共振频率峰高和半高宽度决定。

磁共振波谱分析可以检测多种核元素，最常见的是氢核（氢 -1）和磷核（磷 -31），其中氢质子的旋磁比率最大，在生物体内含量最丰富，产生的 MRS 信号最强，且与常规磁共振所用的激发及接收频率一致，所以研究应用最广泛的是 1H-MRS。虽然磷 -31 等其他核元素的磁共振波谱分析可提供 1H-MRS 不能提供的代谢信息，但其存在信噪比低、采集时间长、需特制线圈等问题，因此临床应用受限。磁共振波谱分析检查易受心跳、呼吸、运动伪影及脂肪组织的干扰，而头部容易制动且含脂质少，故磁共振波谱分析主要用于人脑疾病及功能的研究。

正常脑内 1H-MRS 有 5 个较明显的波峰：① N- 乙酰天冬氨酸（NAA）波峰。波峰最高，主要存在于神经元内，是神经元的标志，NAA 水平降低可作为判断神经元丢失和损伤的可靠指标。②胆碱复合物（Cho）波峰。包括磷脂酰胆碱、甘油磷酸胆碱及磷酸胆碱，反映脑内总胆碱的储存量，胆碱与细胞膜磷脂代谢有关，反映了细胞膜的运转状态。③肌醇（MI）波峰。仅存在于神经胶质细胞内，是脑内神经胶质细胞的标志物，还参与细胞渗透压的调节及第二信使的生成，MI 水平变化可能预示神经胶质细胞代谢改变，也可能反映潜在的生化紊乱及第二信使的改变。④磷酸肌酸和肌酸（PCr/Cr）波峰。是脑组织能量代谢的提示物，脑内不同代谢条件下，Cr+PCr 的总量相对稳定，故可将 Cr/PCr 当作参照，与其他共振峰进行比较。⑤谷氨酰胺和谷氨酸波峰。两个代谢物的波峰位置相近，是一种兴奋性神经递质，参与能量代谢。此外，脑内还会出现脂质、乳酸、丙氨酸等。

根据检测体素，分为单体素磁共振波谱分析和多体素磁共振波谱分析，前者选择性采集一个感兴趣区体素的谱线，后者可一次性采集感兴趣区内多个体素的谱线，同时反映多个部位代谢物的情况。因此，后者较前者对磁共振成像设备要求高，检查时间延长，受运动影响大。

磁共振平扫

磁共振平扫是指不注射造影剂的磁共振扫描。平扫磁共振成像是利用人体不同组织之间、正常组织与病变组织氢核密度、弛豫时间（T1、T2）的不同来实现区别不同组织的成像方法。

◆ 优缺点

磁共振平扫的优点有：①无电离辐射损伤，软组织分辨力高。对中枢神经系统、颈部软组织、纵隔、腹盆腔脏器、肌肉骨关节肌肉等部位的检查优于 CT。②不用对比剂即可进行血流成像、观察心脏结构。

③多参数成像（T1/T2/PD 加权成像），能提供丰富的诊断信息。④多方位断层成像，能清楚地显示组织结构间的解剖关系，利于明确病变的起源部位及其范围。⑤无气体和骨伪影的干扰，后颅凹病变清晰可见。⑥磁共振成像功能成像（fMRI）还可提供人体功能方面的信息以及病变导致的功能变化，磁共振波谱（MRS）还可以检测活体组织代谢物的化学成分及含量，反映人体代谢信息。

磁共振平扫的缺点有：①空间分辨率较差，对肺部的检查不如 CT。②对骨折诊断的敏感性不如 CT 及 X 线平片。③扫描时间长，价格昂贵。④带有心脏起搏器、金属异物或有幽闭恐惧症等特殊情况的患者不能做磁共振成像检查。

◆ **检查前准备**

磁共振平扫检查前准备项有：①认真核对患者申请单。主要包括患者姓名、性别、年龄、临床印象、本次检查目的、部位等。②了解患者体内是否有金属异物或假体。女性患者如体内带有铁磁性金属节育环，应于检查前取出。③检查前将患者身上的金属、磁性物品取出。如钥匙、手表、手机、磁卡、硬币等，严禁将金属物品，特别是铁磁性物质带入检查室内。④接受腹、盆部检查的患者应预先进行胃肠道准备，上腹部检查空腹 6～12 小时，盆腔检查前一天服用缓泻药。扫描前留中等尿量利于膀胱和子宫的观察。⑤对有精神紧张、恐惧者应向患者详细解释以消除其恐惧心理，并告知患者扫描中可能出现情况，如噪声较大、身体发热等，请患者不要紧张，只需安静地闭目静躺即可。对于不能配合的患者（如神智不清、烦躁不安或小儿）应给予镇静药后扫描。⑥急危重病人应有临床医生陪同，并在扫描室附近备有抢救器械和药品。

◆ **禁忌证**

磁共振平扫的禁忌证有：①带有心脏起搏器及人工心脏瓣膜置患者。②带有神经刺激器（如膈肌刺激器）的患者。③术后体内置有动脉瘤止血夹的患者。④有电子耳蜗植入的患者。⑤疑有眼内铁磁性金属异物的患者。⑥体内有微量输液泵的患者，如胰岛素或化疗药物微量输液泵等。⑦术后体内有金属植入物者，如人工股骨头、人工关节、胸椎矫形钢板等。⑧患有幽闭恐惧症者。⑨体内有各种内支架者，如血管内支架、胆道、胃肠道支架、泌尿道等支架。⑩危重病人、昏迷躁动、有不自主运动或精神病不能保持静止不动者。

功能性磁共振成像

功能性磁共振成像是指在常规磁共振成像（MRI）基础上迅速发展起来的一种成像技术。用以反映器官功能为目标的磁共振成像。英文缩写为 fMRI。

相对于形态学 MRI 而言，fMRI 具有较广泛的含义，包括扩散加权成像、灌注加权成像、磁共振波谱成像等，其中磁共振脑功能成像是研究最广泛的领域之一。磁共振脑功能成像是利用脑活动生理过程中，脑血流、脑血流容积、血液氧含量等微弱的能量代谢过程来成像，与此相关的技术分别称为脑血流量成像技术、脑血容量成像技术、血氧水平依赖成像技术。

血氧水平依赖成像是采用自身血液中的内源性血红蛋白作为一种对

比剂而不用其他对比剂，由相应的 MRI 敏感序列探测其在脑活动时的变化。血红蛋白的氧合状态与血液氢质子的有效横向弛豫时间 T2* 密切相关，皮层中枢接受刺激后激活，血流量增加，而局部氧耗量增加不明显，从而使局部去氧血红蛋白的量减少，氧合血红蛋白具有抗磁性而去氧血红蛋白具有顺磁性，去氧血红蛋白减少使氢质子的 T2* 延长，因此在 T2* 加权图像上皮层兴奋区信号强度增高，这种由于血红蛋白的氧合状态改变引起的 MRI 信号对比称为血氧水平依赖对比。

血氧水平依赖利用去氧血红蛋白作为自身对比剂，其引起的磁场敏感效应使红细胞周围的无数氢质子所处的微磁场发生改变。因此，轻微的血氧含量的改变都可以产生明显的磁共振信号变化，对探测血流血量改变非常敏感。血氧水平依赖成像的步骤可分为确定实验系统、优化扫描序列、确定刺激方案、定位像扫描、功能像采集和数据的获取、数据处理和受激发区可视性显示等。

作为一种新兴技术，fMRI 形象地展现人脑在处理与加工各类信息的活动情况，能在无创条件下直接观察脑的复杂功能，便于深入探讨人类行为与脑活动之间的关系，增加大脑在认知活动发展中的认识。fMRI 在神经外科学、神经病学、精神病学等领域的应用愈趋广泛，能够准确判定脑功能区，显示肿瘤对功能区的侵犯及其周围功能区的移位；协助神经外科医生制定手术计划，避免术中损伤皮层，术后检查病侧功能区残留和对侧功能区代偿情况；准确定位致痫灶，指导手术方式及癫痫灶的切除范围；对疾病的早期诊断和鉴别诊断、皮层功能重组的观察、治疗和预后研究提供有价值的信息。

增强磁共振成像

增强磁共振成像是指经静脉注射对比剂后，再行磁共振成像（MRI）检查的方法。对比剂本身不显示磁共振（MR）信号，通过与质子相互作用影响 T1、T2 弛豫时间，一般缩短 T1、T2 时间，间接改变组织的信号强度。

磁共振成像对比剂种类繁多，可从不同角度进行分类。按照其在体内分布，可分为细胞外和细胞内对比剂，前者在体内非特异性分布于细胞外间隙，主要经肾脏排泄，临床普遍采用的钆制剂属于此类，代表为二乙烯三胺五乙酸钆（Gd-DTPA），后者靶向分布于体内某一组织或器官，不经过或仅部分经过肾脏清除，如肝细胞对比剂。增强磁共振成像根据不同的磁特性，可分为顺磁性、超顺磁性、铁磁性及抗磁性 4 种，顺磁性对比剂由顺磁性金属元素如钆等构成，主要缩短 T1 弛豫时间使信号增强，亦称 T1 加权对比剂；超顺磁性和铁磁性对比剂由氧化铁构成，使 T2 弛豫时间缩短，亦称 T2 加权对比剂，代表制剂为超顺磁性氧化铁（SPIO）；抗磁性对比剂由一些无质子的物质组成，主要应用于胃肠道空腔造影。

增强磁共振成像依据应用对比剂种类、注入后扫描延迟时间和扫描次数，分为以下方法：①普通增强检查。常用于神经系统及肌骨系统疾病诊断。②多期增强检查。能观察病变强度程度随时间所发生的动态变化，有利于定性及鉴别诊断，主要用于腹盆部疾病诊断。③超顺磁性对比剂增强检查。主要用于肝脏恶性肿瘤的诊断及鉴别诊断，静脉注射 SPIO 后被肝脏正常的库普佛细胞吞噬，T2 加权图像上正常肝实质信号明显降低，而肝脏恶性肿瘤细胞缺乏库普弗细胞，其 T2 加权信号强度无明显变化，与周围正常肝实质对比鲜明。

增强磁共振检查适应证包括：①磁共振平扫未见明显异常，但临床指征高度怀疑存在病变，增强检查能显示平扫阴性的细小病变，避免漏诊。②平扫发现病变，但病变的内部结构、血供情况及与临近组织的关系等显示不清，增强检查能显示病变细微结构特点，有助于病变的定性诊断、鉴别诊断及治疗后效果评估等。

增强磁共振检查具有良好的安全性、耐受性，但仍有部分患者在注入对比剂后可能发生局部及全身反应，甚至导致死亡，因此做增强检查需注意以下几点：①含钆类对比剂。经肾脏排泄，如果严重肾功能不全的受检者使用该类对比剂，会导致对比剂排出延迟，增加对比剂体内解离的机会，可能造成肾源性系统性纤维化。②有过敏倾向的受检者。其发生过敏反应的机会相对较高，需慎重，注射过程中注射部位可出现短暂温热感或疼痛，这是由于对比剂的高渗性，渗入血管旁组织可引起疼痛、肿胀等，注射后可能出现恶心、呕吐及皮肤黏膜过敏反应等，少数情况下可出现全身过敏样反应，甚至休克，更严重者甚至死亡；过敏反应多在注射药物后 20 分钟内出现，故受检者应在检查完成 30 分钟后离开，以便观察。

血管成像

血管成像是指将对比剂引入靶血管内，使目标血管显影的成像技术。

血管病变发病率逐年升高，血管性病变的检查手段也日趋多样化，包括 CT 血管造影（CTA）、磁共振血管造影（MRA）、数字减影血管造影（DSA）等方法。

◆ CT 血管造影

CTA 是静脉内注入对比剂后行血管造影 CT 扫描的图像重组技术，可立体地显示血管造影，对中小血管均可显示。CTA 提供信息丰富，无须插管，无创伤，只需静脉注射对比剂即可，是较为实用的检查方法。CTA 应用容积再现技术可同时获得血管与邻近组织的立体显影。仿真血管内镜可以清楚显示血管腔，可用于主动脉夹层、肾动脉狭窄等。

优势：检查时间短；可较好地显示颅骨和血管的解剖关系；对钙化病灶显示良好；多方位成像，有利于筛查早期、无临床症状的动脉瘤。

局限性：辐射剂量高于传统 X 线检查，对于孕妇、幼儿慎用；检查价格相对较高；CTA 使用的对比剂，对于严重肝肾功能异常者、骨髓瘤患者及有过敏史的患者慎用。

◆ 磁共振血管造影

MRA 是对血管和血流信号特征显示的一种技术，作为一种无创性的检查，与 CT 及常规放射学相比具有特殊的优势：不需要使用对比剂，流体的流动即是成像的生理对比剂。流体在磁共振成像影像上的表现取决于其组织的特征，流动速度、流动方向、流动方向、流动方式及所使用的序列参数。常用的 MRA 方法有时间飞越（TOF）法和相位对比（PC）法。三维 TOF 法主要优点是：信号丢失少，空间分辨率高，采集时间短暂，善于查出有信号丢失的病变；二维 TOF 法可用于大容积的筛选成像，检查非复杂性漫流血管；三维 PC 法可用于分析可疑病变的细节，检查流量与方向；二维 PC 法可用于显示需极短时间成像的病变，如单视角观察心动周期。

优势：无电离辐射；多参数、多方位成像，对软组织分辨率高；可进行功能成像和生化代谢分析。

局限性：患者体内有金属植入物，心脏起搏器、幽闭恐惧症患者及需要带监护设备的危重病人不能进行检查；检查费用偏高；检查时间偏长；对质子密度低的结构（如肺部、骨皮质、钙化等）显示不佳；容易产生伪影；肾功能不全的患者可以发生肾源性系统性纤维化。

◆ 数字减影血管造影

数字减影血管造影（DSA），是利用计算机处理数字影像信息，消除骨骼和软组织影像，使得血管显影清晰的成像技术。根据将对比剂注入动脉或者静脉而分成动脉 DSA（IADSA）和静脉 DSA（IVDSA）。由于 IADSA 血管成像比较清楚，对比剂用量较少，是主要选用的办法。DSA 适用于心脏大血管的检查，对心内解剖结构异常、主动脉夹层、主动脉瘤、主动脉缩窄和分支狭窄，以及主动脉发育异常等显示清楚，对冠状动脉也是最好的显示方法。DSA 能清楚显示颈段和颅内动脉，常用于颈段动脉狭窄或者闭塞、颅内动脉瘤、动脉闭塞和血管发育异常，以及颅内肿瘤供血动脉的观察等。对腹主动脉及其分支及肢体大血管的检查，DSA 同样也有效果。

优势：对血管分辨率高，堪称诊断血管疾病的"金标准"；具有实时成像和绘制血管路径图的能力；可以在诊断的同时进行介入治疗操作。

局限性：有创性检查，且检查价格比较高；且辐射剂量显著高于传统 X 线检查，孕妇、幼儿需慎用。

心血管造影

心血管造影是指向心腔或大血管快速注入造影剂，以显示心脏血管的解剖形态和血流动力学改变的一种 X 射线造影检查。

◆ 设备条件

心血管造影设备条件主要有：①大容量的 X 射线发生装置。曝光时间短于 $1/10 \sim 1/20$ 秒。②快速和连续的记录装置。现多采用荧光摄影、电影和电视设备，每秒应达 60 帧（$40 \sim 100$ 帧）。最好为双相设备，以减少投照次数和造影剂用量。③高压注射器。以保证造影剂的快速注入。④各种导管。为选择性心腔和血管造影所必备。⑤造影剂。当前应用的水溶性有机碘制剂有离子型照影剂和非离子型照影剂两类。前者普遍应用，后者毒性反应小、更安全，但价格昂贵。数字化心血管造影设备日趋成熟，已应用于临床。

◆ 方法

心血管造影方法分为静脉心血管造影、选择性心脏和血管造影两大类。前者，用粗针直接穿刺或切开外围静脉插入套管针后注射造影剂，通过腔静脉使右心系统、左心和胸主动脉先后显影。此法造影剂用量大，且难以保证左侧心腔和胸主动脉清晰显影，已废弃不用。选择性心脏和血管造影通过插管技术，选择性地向心腔、主动脉及分支注入造影剂，多选择股静、动脉。必要时也可经肱静、动脉插管。常用如下 4 种方法。

心室造影

通过腔静脉 - 右心房，以及腹主动脉 - 升主动脉，将导管分别置放在右心室和左心室腔后造影。前者用于观察右心室和肺循环系统疾患；后者适于观察左心室和主动脉疾患。

胸和腹主动脉造影

胸主动脉一般将导管置于升主动脉（主动脉瓣上 2～3 厘米处），注入造影剂适于显示胸主动脉全貌，常用于主动脉瓣病变、主动脉间和心底部的左向右分流畸形，胸主动脉瘤和夹层、大动脉炎等诊断；腹主动脉造影一般将导管置于腹主动脉上段造影，用以观察腹主动脉及其主支的病变，如主动脉瘤、夹层及大动脉炎、髂动脉狭窄梗死、肾动脉及其主支的病变等。

肺动脉造影

经右心将导管置放于主肺动脉，用以显示主和左、右肺动脉及其分支的全貌，进而显示肺静脉及其属支，主要用于肺动脉栓塞、大动脉炎的肺动脉病变、先天性肺动脉及分支狭窄、肺动静脉瘘及肺静脉畸形引流等肺静脉异常或病变的诊断。

冠状动脉造影

多采用经皮穿刺右股动脉的技术，切开肘窝肱动脉的技术已很少应用。冠脉造影常规包括左室造影，用以观察左室形态和运动功能变化。能清晰地显示冠脉及分支狭窄阻塞性病变的全貌，现仍为冠心病诊断及介入和手术治疗适应证选择的主要依据，也可用于冠脉及分支其他畸形和病变的诊断检查。

◆ **临床应用**

由于超声心动图含彩色多普勒显像、磁共振成像、电子束和多层螺旋 CT 的应用和进展，心血管造影的临床适应范围已显著缩小。但选择性心腔造影结合轴位角度投照，对显示某些复杂、复合先天性心脏病的解剖畸形细节，验证超声、磁共振、CT 检查的疑难诊断仍有重要作用。冠脉造影对显示冠脉及其分支全貌和有关病变的诊断，更有其不可取代的作用。

血管造影

血管造影是指将造影剂注入血管中，通过造影剂所显示的血管影像来诊断血管病变或病变组织内的血供情况的技术。

狭义的或传统意义上的血管造影，是指用介入穿刺的方法将导管插入目标大血管，通过高压注射器快速注入造影剂，同时快速三维摄片，获得各级血管在不同时期（动脉期、实质期、静脉期）的影像。广义的血管造影，既包括狭义的血管造影，也包括 CT 血管成像（CTA）、磁共振血管成像（MRA）等。一般文献和书籍中提到的血管造影，多数是指狭义的血管造影。

血管造影根据其显示血管的水平，可分为选择性血管造影（主动脉一级分支）和超选择性血管造影（主动脉下二级分支）；根据其是否使用数字减影技术，分为普通血管造影和数字减影血管造影（DSA）。

其中 DSA 由于排除了背景干扰，对血管的成像更清晰，因此在临床上得到广泛应用。DSA 是经导管内快速注入有机碘水造影剂，将未造影的图像和造影后图像分别经影像增强器增强，摄像机扫描而矩阵化，经模 / 数转换数字化，两者相减而获得数字化减影图像。主要优点是图像中没有原来的骨与软组织影，故显示清楚，因其实时显示，故利于介入性处理。DSA 普遍用于临床各种疾病的诊断与治疗当中，在头颈部及中枢神经系统疾病、心脏大血管疾病及肿瘤和外周血管疾病的诊治中都发挥着重要作用，虽然 CTA 和 MRA 在临床的应用也日益普及，但DSA 仍是诊断血管性疾病的金标准。

超声诊断

超声诊断是指利用超声波在人体各种组织内的传播特性不同而形成的影像，根据图像的特征对生理、病理情况做出判别的诊断方法。

◆ 特点

超声诊断无损伤性，检查方便，图像直观，诊断快速，已成为现代化医院中必不可少的诊断手段。

超声诊断所用的频率一般为 1～10 兆赫。小于 1 兆赫的超声波，其波长较长，分辨率较差，不能用于诊断。从理论上讲，频率越高，波长愈短，分辨率愈好，对疾病诊断更有利。但由于频率愈高，超声在组织内衰减愈大，故不利于作深部组织检查。此外，发射频率由探头晶体厚度决定，频率愈高，晶体愈薄，以业内普遍采用的压电陶瓷作晶体，很难做出超过 10 兆赫的探头。实际上，超声诊断常用频率只有 2.25 兆赫、3 兆赫、3.5 兆赫、5 兆赫、7.5 兆赫等几种，在人体软组织中超声的波长为 0.2 ～ 0.7 毫米。

超声在介质中传播时本身携带能量。声强的大小对超声诊断极为重要。超过一定限度时，对人体组织也会产生损害；小于 10 毫瓦 / 厘米^{2}则对人体无害。

◆ **超声诊断仪分类**

超声诊断仪主要有以下 4 类。

A 型超声诊断仪

A 型超声诊断仪是最早的超声诊断仪。用单晶片探头产生一条超声信息线，回声信号的强度通过幅度调制显示，并根据回波幅度、波数及波的形态等特征对疾病进行诊断。在某些疾病如脑中线控测、浆膜腔积液的穿刺定位、肝脏脓肿的穿刺引流定位等的诊断中仍有实用价值。

B 型超声诊断仪

B 型超声诊断仪应用最普遍。工作原理与 A 型超声诊断仪有许多相同之处，如采用脉冲回声技术等。不同之处：①幅度调制显示改为辉度调制显示，使显示的亮度随着回声信号的大小而变化。②单晶片或多晶片采用扫描技术，构成二维切面图像。根据切面图像的特征，如图像形态、灰度、组织结构、边界回声、回声总体分布、脏器后方情况及周围组织表现等做出综合判断。

B 型扇扫图像用于心脏疾病诊断时，得到一幅实时的运动的心脏切面图像，即二维超声心动图。B 型超声诊断仪在临床应用范围广泛，几乎涉及临床所有学科。

M 型超声诊断仪

M 型超声诊断仪是在 A 型超声诊断仪的基础上改造而成。用单晶片探头，回声以辉度调制显示。横轴代表时间，纵轴代表组织活动的幅度。它对各种心脏疾病尤其是瓣膜病具有重要的临床诊断价值。

D 型超声诊断仪

D 型超声诊断仪是各种超声多普勒诊断仪的总称，都利用多普勒效应（运动时声音的"压缩"与"散开"），对运动脏器和血流进行探测。有以下 3 种：①连续波多普勒。它发射连续波超声，因此只能接收声束通道上多种血流的混合信号，不能对血流作定点检测。应用于胎心监护和浅表血管测量、狭窄瓣口高速血流的测量。②脉冲波多普勒。使用最普遍的心血管疾病检测手段。发射的是脉冲波，采用距离选通接收器，可获得心血管内部任意一点的回声信息，经过快速傅里叶变换（FFT）处理后，以频谱形式显示。频谱横轴代表时间，纵轴代表频移（即血流速度），它实时记录了心动周期内流过取样容积的血流的速度分布。与 B 型显像仪结合在一起，称为双功显像仪。脉冲多普勒的缺点是不能测量高速血流（频谱出现混叠）。③彩色多普勒血流显像仪（CDFI）。探头在扫描时，不断从每条声束线的多个水平提取多普勒频移信息，经过彩色编码处理，在显示器上显示二维彩色多普勒血流图像。可实时显示血流信号的空间信息，对于奇异方向和多个部位的血流异常具有独特的诊断能力。可观察心脏解剖结构，了解腔室大小、血管走向、瓣膜形态及连续关系等，观察心内血流的方向、速度、有无返流与分流等，图像直观，快速易行，结果可靠，准确率可高于心导管检查。缺点也是因频谱混叠，不能测量高速血流。

◆ 超声弹性成像

超声弹性成像是一种新型超声诊断技术，称为 E 型超声模式，通过对检测组织施加一个内部或外部的压力，检测组织位移、应变及速度分布发生改变，再利用超声成像方法，结合数字信号处理或数字图像处理技术，直接或间接反映组织内部弹性模量等力学属性的差异。主要用于乳腺、甲状腺、前列腺等病变的良恶性鉴别诊断，也可用于肝纤维化程度及血管内斑块硬度的评估。

此外，超声电子计算机体层成像、超声显微镜和超声全息照相等新的超声成像设备正在开发之中。

◆ 超声造影成像（CEUS）

超声造影成像是利用造影剂的强回声散射，提高超声图像的对比分辨力，改善探测的敏感性和特异性的增强显像技术。超声造影微泡是由壳膜包裹某种气体的复合体，常用微泡直径小于 8 微米，中国批准的用于人体的造影剂为意大利 Bracco 公司研制的 SonoVue。超声造影现主要用于肿瘤的诊断和了解实质脏器的血流灌注，用于靶向诊断和治疗的携带有生物活性物质或药物的造影剂微泡已在研究中。

◆ 介入超声

介入超声是在实时超声的监视或引导下，完成各种穿刺活检、置管及药物注射治疗等操作，具有创伤小、引导准确、无放射性、操作简便及费用低廉等优势。

彩色多普勒超声

彩色多普勒超声是指将多普勒效应的原理用于医学超声诊断的方法。主要用于无创测量血流和人体组织运动。

多普勒超声包括连续波多普勒、脉冲波多普勒和彩色多普勒。连续波多普勒发射连续波超声，因此只能接收声束通道上多种血流的混合信号，不能对血流作定点检测。应用于胎心监护和浅表血管测量、狭窄瓣口高速血流的测量。

脉冲波多普勒是使用最普遍的心血管疾病检测手段。发射的是脉冲波，采用距离选通接收器，可获得心血管内部任意一点的回声信息，经过快速傅里叶变换（FFT）处理后，以频谱形式显示。频谱横轴代表时间，纵轴代表频移（即血流速度），它实时记录了心动周期内流过取样容积的血流的速度分布。与 B 型显像仪结合在一起，称为双功显像仪。脉冲多普勒的缺点是不能测量高速血流（频谱出现混叠）。

彩色多普勒血流显像，探头在扫描时，不断从每条声束线的多个水平提取多普勒频移信息，经过彩色编码处理，在显示器上显示二维彩色多普勒血流图像。可实时显示血流信号的空间信息，对于奇异方向和多个部位的血流异常具有独特的诊断能力。可观察心脏解剖结构，了解腔室大小，血管走向，瓣膜形态及连续关系等，观察心内血流的方向、速度、有无返流与分流等，图像直观、快速易行、结果可靠，准确率可高于心导管检查。缺点是因频谱混叠不能测量高速血流。

组织多普勒用于反映运动器官的反射信息,与血流特点相比,组织运动速度慢,频移小,但幅度大,需采用低通壁滤波器提取其运动信息。用于室壁运动异常的检测诊断、心脏收缩及舒张功能的减退及心脏传导系统的电生理研究。

超声造影

超声造影是指利用造影剂的强回声散射,提高超声图像的对比分辨力,改善探测的敏感性和特异性的增强显像技术。

用于诊断的超声造影有两类:一类是血管内造影,即经周围静脉或心导管注射微泡造影剂后,在一定时间内提高病变组织显示力,如肝脏肿瘤、心腔的显示;另一类是非血管造影,即通过口服或其他途径将造影剂摄入人体体腔,利用悬浮于液体中的微小粒子的散射回声做对比造影诊断,如胃肠造影、宫腔造影。

血管内超声造影剂是由壳膜包裹某种气体的复合体微泡,用于右心造影的造影剂微泡直径大于 8 微米,经末梢静脉注入后只在右心系统及肺动脉显影,用于诊断心腔及大血管各种右向左分流及右心瓣膜口、肺动脉瓣口的反流;用于左心及心肌造影的造影剂微泡直径小于 8 微米,经末梢静脉注入,直观显示左向右分流及左心瓣口、主动脉瓣口的反流,心肌造影用于检测心肌梗死危险区、心梗区及心肌缺血区,还可用于评价介入治疗效果等。用于靶向诊断和治疗的携带有生物活性物质或药物的造影剂微泡也在研究中。

血管内超声造影用于实质性脏器的肿瘤检测,应用最成熟的是肝脏肿瘤的检测及定性诊断，另外还可用于肾脏肿瘤、胰腺肿瘤、甲状腺癌、乳腺癌等的诊断及鉴别诊断。

胃肠造影属于非血管造影的一种，常用口服或灌肠方法将造影剂摄入胃肠道内，克服胃肠道气体及食物残渣对胃肠道及腹膜后结构显示的干扰，用于评估胃肠道功能、诊断溃疡性及肿瘤性疾病、评估恶性肿瘤侵及深度等，还可用于提高胰腺及腹膜后结构显示效果。

子宫输卵管超声造影也是临床常用的非血管造影技术。将导管经阴道置入宫腔内，向宫腔内注射造影剂，有助于输卵管不通的诊断，是不孕患者首选的无创检查方法。

实验诊断

实验诊断是指通过感官观察、试剂反应和仪器分析等对离体标本、分泌物、排泄物和脱落细胞等进行检验分析，提交检验结果给临床医生，是临床诊断、病情判定、疗效观察及预后评估提供实验依据的方法。

随着新技术、新方法在实验诊断中的应用，临床检验的范围逐渐扩大，项目日益增多，敏感度、特异度和准确度也显著提高，实验诊断已发展为一门独立的医学学科，即实验诊断学。实验诊断虽然在临床诊断中占重要地位，但实际应用中，因检测方法的灵敏度和特异性各不相同，诊断价值也不一样。同时，不同疾病的同一项目检查结果可以很相近；而对于同一种疾病，因病情和病期的不同，同一项目的检查结果又可有很大差异，所以必须结合临床实际情况，对检查结果进行分析、解释，才能得出合理的判断。

◆ 主要内容

实验诊断可大致分为以下 8 类。

临床基础检验

临床基础检验是指对血、尿、粪、痰、各种穿刺液和分泌物的常规性检验，包括血常规、尿常规、粪便常规，以及体液、分泌物、排泄物等的外观物理性状、一般化学定性反应、染色或不染色的有形成分显微镜下观察等。

临床血液学检验

临床血液学检验包括血细胞生成动力学、形态学和组织化学检查，出血、凝血、纤维蛋白溶解和溶血机理检查，以及卟啉、血红素、血红蛋白和异常血红蛋白检验等。

临床生物化学检验

临床生物化学检验包括体液的电解质和微量元素检查，脂肪、血糖和氨基酸、蛋白质及其代谢产物检验，肝脏、肾脏功能，钙磷、骨代谢，激素及内分泌功能检查，临床酶学检验，水电解质平衡、酸碱代谢平衡及血气检验，维生素检验，毒物检测，以及药物浓度监测等。

临床病原学检验

临床病原学检验包括各类致病性及条件致病性微生物的形态、染色、培养、生物化学反应、对药物的敏感性、动物实验和免疫血清学检验，寄生虫的成虫、幼虫及虫卵的形态、动物实验、免疫血清学检验等。

临床免疫学检验

临床免疫学检验包括对体液免疫、细胞免疫、肿瘤免疫、自身免疫、移植免疫等检验。检验内容包括各种免疫活性细胞、信号分子、白细胞介素、免疫球蛋白及其肽链和片段，人类白细胞抗原等。

医学遗传病学检验

医学遗传病学检验主要包括染色体异常、产前诊断和新生儿遗传性疾病等的检验。

脱落细胞学检查

脱落细胞学检查包括各种组织的脱落物、分泌或渗出物、冲洗物和各种体液如血、尿、胆汁、胃液和创口脓液的直接或沉渣涂片，以及手术切除物和穿刺物、组织块涂片或印片的细胞学检查等。

临床分子生物学检验

临床分子生物学检验是指通过聚合酶链反应（PCR）等分子生物学技术，对标本的 DNA 和 RNA 等进行检测，进行基因分析和分子诊断。

◆ 诊断价值

实验诊断的诊断价值旨在为临床医学、预防医学服务，主要包括以下 4 个方面。

疾病的诊断和鉴别诊断

实验室根据医师的医嘱，对来自患者的标本（包括血液、脑脊液、尿液、粪便、胸腹水等多种体液和分泌物标本）按照严格的质量控制进行检测分析，为临床提供准确、可靠的检测分析结果，供临床医生对患者疾病的诊断与鉴别诊断，为拟订患者诊治计划、评估治疗效果、判定病情和预后、发现并发症等提供依据。

社会调查

帮助了解社会卫生状况及人群健康情况。为制定卫生条例和法规、环境保护措施，以及设置卫生及社会保健机构提供基础性资料。

防病调查

帮助发现遗传性疾病、传染性疾病及各潜在性疾病和损害人体健康因素等。

个人健康咨询

定期健康检查时进行一些项目的实验检查以协助生活指导，并作为健康与生活指导的依据。

临床分子诊断

临床分子诊断是指利用分子生物学技术检测人体各种标本中的内源性基因或外源性核酸物质，包括其存在、结构、表达量的变化，以获得反映机体致病因素、疾病状态、病情变化等方面的实验证据，作为协助临床医生对疾病进行诊断、病情观察、预后判断、易感性评估、靶向药物选择等的方法。

临床分子诊断包括临床核酸和基因检测所涉及的标本采集、核酸提取、基因扩增、产物分析、结果报告与解释等全部过程。广泛用于临床检验的为聚合酶链反应（PCR）、分子杂交技术及其相关技术。

临床免疫学检验

临床免疫学检验是指采用多种免疫学技术，在免疫学基础理论与免疫学技术相结合基础上，对与免疫反应有关的各种免疫物质进行检测。

临床免疫学检验采用的技术包括凝集反应、沉淀反应、荧光免疫、酶免疫、化学发光、生物素－亲和素放大系统、免疫组织化学技术等。临床免疫学检验用于临床疾病的免疫病理机制研究、诊断与鉴别诊断、治疗效果评估和预后判断等。主要包括感染性疾病、超敏反应性疾病、自身免疫性疾病、免疫增殖性疾病、免疫缺陷病、肿瘤和移植免疫等的免疫学检验。

◆ **感染性疾病的免疫学检验**

感染性疾病的免疫学检验主要是采用多种免疫学技术针对感染病原体及致病过程中相关因素进行的检验，临床最常采用的指标是病原体的抗原检测和宿主血清抗体检测。病原体抗原的检出直接表明该病原体的存在；病原体感染机体诱导产生的抗体是临床诊断的重要依据之一，免疫球蛋白 M（IgM）类抗体为感染早期诊断指标；免疫球蛋白 G（IgG）类抗体出现晚，维持时间长，通常是临床诊断和流行病学调查的重要依据。同时，急性时相反应蛋白（如 C 反应蛋白、降钙素原、α- 抗胰蛋白酶、结合珠蛋白、铜蓝蛋白和淀粉样蛋白 A 等）在感染性疾病等免疫损伤时异常增高，也作为目前感染性疾病的免疫学常用检测指标。

◆ **超敏反应性疾病的免疫学检验**

超敏反应是机体对刺激抗原在二次反应时的增强反应，其免疫学检验主要是针对免疫反应过程中的致病因素的检测，主要包括总 IgE 和特异性 IgE 的检测（适用于 I 型超敏反应性疾病）、抗原抗体免疫复合物与补体成分检测（适用于Ⅲ型超敏反应）、结核菌素皮试与斑贴试验等。

◆ **自身免疫性疾病的免疫学检验**

自身抗体是自身免疫性疾病重要的致病因素，也是自身免疫性疾病的重要标志。自身免疫性疾病的免疫学检验主要通过荧光免疫技术、酶联免疫吸附试验和免疫印迹法等多种方法对机体多种自身抗体进行定量或定性分析，主要包括非特异性抗核抗体和多种疾病特异性自身抗体，如抗 Sm 抗体、抗核小体抗体和抗 dsDNA 抗体（系统性红斑狼疮诊断的特异性抗体）、抗环瓜氨酸多肽抗体和抗角蛋白抗体（类风湿关节炎的特异性抗体）、抗中性粒细胞胞浆抗体（血管炎相关抗体）等。同时，免疫球蛋白、补体定量、抗原抗体免疫复合物、外周淋巴细胞亚群检测及血清细胞因子检测等可作为自身免疫性疾病免疫学检验的重要补充指标。

◆ **免疫增殖性疾病的免疫学检验**

免疫增殖性疾病是免疫器官、免疫组织或免疫细胞异常增生所致的一组疾病，通常表现为淋巴细胞异常增殖、免疫球蛋白数量和功能的异常。采用免疫技术对免疫球蛋白的定量和定性检测是免疫增殖性疾病的免疫学检验的重要内容，可为疾病的诊断提供重要依据。现通常采用免疫散射 / 投射比浊法对体液免疫球蛋白进行定量分析；蛋白电泳和免疫固定电泳对血清或尿液中异常免疫球蛋白定性分析，以辅助疾病诊断。

◆ **免疫缺陷病的免疫学检验**

免疫缺陷病是由遗传或其他因素造成免疫系统发育或免疫应答障碍所致的一种或多种免疫功能缺陷或不全的临床综合征。根据免疫缺陷病的病因，其免疫学检验包括免疫细胞数量与功能检测、补体系统检测及免疫相关分子（如免疫球蛋白）等的检测。

◆ **肿瘤的免疫学检验**

肿瘤免疫学检验是通过免疫学方法进行肿瘤的辅助诊断、疗效观察和复发监测及对肿瘤患者的免疫功能状态评估，肿瘤标志物检测是常用的肿瘤免疫学检验项目。随着免疫学检测技术和分子遗传学理论的发展，肿瘤标志物检验的应用已从肿瘤诊断发展到早期高危人群筛查、疗效监测、预后判断和肿瘤精准医疗等多个方面。

◆ **移植免疫的免疫学检验**

移植免疫的免疫学检验是通过检测移植受者的免疫状态（体液免疫和细胞免疫）及免疫抑制药物浓度监测等辅助临床诊断或推测排斥反应的发生及调控治疗药物剂量，在有效控制移植排斥发生的同时，降低药物的器官毒性及继发感染的发生。

临床生化检验

临床生化检验是指以体液为检测对象，主要检测与疾病诊断、治疗和预防相关的生物化学标志物的实验室分析检测，将化学、生物化学和临床医学知识相结合，以化学技术和医学知识为学科基础，对人体健康和疾病时机体化学物质状态进行检测与研究。

检测结果可协助疾病的诊断、疗效评估，以及疾病预防。

临床生化检验内容主要包括氨基酸、蛋白质、肝/肾功能、血糖、血脂、无机离子、心脏酶学、肝脏酶学、水电解质平衡/酸碱平衡代谢、内分泌激素、心脏损伤标志物、治疗药物浓度等。

临床微生物学检验

临床微生物学检验是指对临床微生物种类及计数等的检查。

临床微生物主要是指少数能引起人类、动物和植物致病的微生物，包括病毒、细菌、放线菌、螺旋体、立克次体、支原体、衣原体和真菌。临床微生物学属于医学微生物学的范畴。临床微生物学检验结合了临床医学、病原生物学和免疫学、临床抗菌药物学和医院感染流行病学等多方面的知识和技能，能够对感染性疾病进行快速、准确的实验检查，提供病原学诊断，同时指导临床合理使用抗生素、提出及时有效的治疗方案，预防耐药性的产生和医院感染的发生。临床微生物学检验的实验很多且复杂，主要涉及针对不同病原微生物的特性进行的形态学检测、分离培养和鉴定、细菌的耐药性分析、免疫血清学分析、分子生物学分析等。

临床血液学检验

临床血液学检验是指针对血液及骨髓中的有形成分和血浆成分从数量和功能方面进行检测，主要包括血细胞分析、骨髓细胞学、红细胞沉降率、血液流变学、贫血检验、血栓与止血检验及输血检验等。

◆ **血细胞分析**

血细胞分析包括红细胞计数、血红蛋白检测、血细胞比容检测、红细胞平均指数、白细胞计数、血小板计数、血细胞形态学检测等，有助于发现鉴别白细胞增高原因、判断感染程度、分析贫血病因、鉴别血小板异常疾病等，对血液病的诊断、鉴别诊断、疗效观察及预后有重要价值。

◆ **骨髓细胞学**

骨髓细胞学包括骨髓细胞形态学、细胞遗传学、细胞分子生物学等检测。细胞形态学检验可协助判断骨髓是否发生病变、病变的性质与程度；细胞遗传学从细胞层面发现具有诊断和预后意义的染色体异常，有助于造血和淋巴组织肿瘤的诊断分型、预后评判和检测微小残留病，是细胞形态学检验的补充和延伸；细胞分子生物学检验是通过基因检测技术发现结构或功能上的异常基因，检出细胞遗传学不能发现的基因异常，可为白血病的诊断、预后评估和指导治疗提供有力依据。

◆ **红细胞沉降率**

红细胞沉降率简称血沉，是红细胞在一定条件下的沉降速率，对判断疾病处于静止期或活动期、病情稳定或复发、肿瘤良恶性等具有一定的鉴别意义。

◆ **血液流变学**

血液流变学研究体内血液流动、变形性和聚集性的变化规律，判断血管内血液循环状况，可为血流特性监测及治疗效果评估提供客观依据。

贫血检验

贫血检验主要用于判断贫血的临床病因和发病机制，借助细胞形态学、生物化学、免疫学和分子诊断学技术来进行实验室诊断。

血栓与止血检验

血栓与止血检验通过对凝血系统相关成分，包括血管壁、内皮细胞、血小板、凝血因子、抗凝和纤溶因子等的检验，有助于出血性疾病和血栓性疾病的诊断与鉴别诊断、预后判断、抗凝治疗监测等。对单个凝血因子的检测，可辅助临床进一步明确发生血栓与止血缺陷的类型。

输血检验

输血检验主要是输血前的血型血清学检验，包括红细胞血型鉴定、红细胞血型抗体筛查、红细胞血型抗体鉴定和交叉配血试验等。

第2章

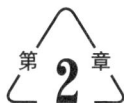

中国传统医学疾病诊断方法

望　诊

望诊是指通过观察患者的全身、局部、排出物及舌象等方面的表现，以诊察疾病的一种方法，为中医四诊之一。

《黄帝内经》奠定了中医望诊的理论基础，《素问·移精变气论篇》曰："色脉者，上帝之所贵也，先师之所传也。"《难经》中首次提出"望而知之谓之神"的说法，将望诊置于四诊的首位。

◆ 理论依据

中医认为人体是一个有机整体，五官九窍、四肢百骸都通过经络与五脏六腑密切相连，五官、五体也有赖于气血津液充养。人的精神状态、面部色泽、形体胖瘦、动静姿态、躯体四肢、皮肤、排出物、舌质舌苔等外在征象都可以透露出健康与疾病的信息。因此，通过观察人体外部的各种表现及其变化，可推测脏腑功能的强弱及气血阴阳的盛衰。

◆ 基本内容

全身望诊

医者在诊察患者时，首先对患者的整体表现进行扼要的观察，以获得对疾病的寒热虚实和病情的轻重缓急的一个总体印象，包括望神、望面色、望形体和望姿态 4 个方面。

局部望诊

医者在全身望诊的基础上，根据病情和诊断的需要，重点观察患者某些局部形态、色泽的变化，以测知相应脏腑病变。基本内容包括望头面、望五官、望颈项、望躯体、望四肢、望二阴、望皮肤等。

望排出物

医者通过观察患者的分泌物（如泪、涕、唾、涎等）、排泄物（如二便、月经等）和某些病理产物（如痰、呕吐物等）的形、色、质、量的变化，以诊察病情的方法。

舌　诊

通过观察舌质和舌苔的变化，了解机体生理功能和病理变化的诊察方法，是望诊的重要内容，是中医的特色诊法之一。

◆ 基本操作程序与方法

在接诊患者后，医者首先对患者的整体状况（神气、面部色泽、形体及动态等）进行观察；在此基础上，根据病情诊断的需要，对患者的局部（如头面、五官、颈项、躯体、四肢、二阴、皮肤等）情况及某些排出物（如痰、涎、涕、呕吐物、大小便等）的形、色、质、量等进行观察。常规情况下，对每位患者的舌象都要观察。望色泽时，应注意排除各种体内外因素所致的生理性改变（如饮食、气温、情绪等）及人为因素所致的改变（如染发、化妆等）；注意将患者色泽的变化与正常色泽进行比较。

◆ **注意事项**

①光线充足柔和，最好在自然光线下进行，尽量避开有色光源。如光线不足，也可借助于日光灯，但必要时需复查。②诊室温度适宜，有利于患者皮肤、肌肉自然放松，气血运行畅通，这样患者的生理及病理征象才可能真实地显露出来。如果室温太低，皮肤肌肉收缩，气血运行不畅，不仅会影响望诊所获数据的真实性，还有可能使患者因受凉而罹患其他疾病。③充分暴露受检部位，以便医者能完整、细致地进行观察。

◆ **现代研究**

对望诊的现代研究主要集中在望面色和舌诊两方面，包括对常色和病色的测定研究，红外成像技术的研究，舌、面诊的客观化研究，舌诊的标准化研究，舌象影响因素的研究，常见舌象的形成机制研究，以及面色、舌象与疾病、证候的相关性研究等。

舌　诊

舌诊是指通过观察舌质和舌苔的变化，以诊察疾病的一种方法。舌诊是望诊的内容之一，也是中医的特色诊法。

《黄帝内经》中就有关于舌的记载，《素问·刺热篇》中曰："肺热病者，先淅然厥起毫毛，恶风寒，舌上黄。"汉代张仲景《伤寒杂病论》将舌诊作为中医辨证论治法则的组成部分，指出："病人胸满，唇痿舌青……为有瘀血。"清代周学海《形色外诊简摩》曰："苔乃胃气之所熏蒸，五脏皆禀气于胃，故可借以诊五脏之寒热虚实也。"清代杨云峰《临证验舌法》曰："凡内外杂证，亦无一不呈其形、著其色于舌。"

◆ 理论依据

舌的形态结构

舌为肌性器官，由黏膜和舌肌组成，其上面称舌背，下面称舌底。舌表面有黏膜层，薄而透明；黏膜上有丝状乳头、叶状乳头、菌状乳头和轮廓乳头，后两种乳头内有味蕾。舌有感受味觉、调节声音、搅拌食物等功能。舌的这种结构与五脏六腑有密切关系。

舌与脏腑经络的关系

舌为心之苗，手少阴心经之别系舌本，通过望舌色，可以了解人体气血的运行情况。舌为脾之外候，足太阴脾经连舌本，散舌下。肾藏精，足少阴肾经挟舌本。肝藏血、主筋，其经脉络于舌本。肺系上达咽喉，与舌根相连。其他脏腑组织，也通过经络直接或间接与舌相联系。因此，舌为五脏六腑之外候，通过观察舌象变化，可测知体内脏腑的病变。舌苔是由胃气蒸化胃津上承于舌面而生成，与脾胃运化功能相对应；舌体依赖气血充养。

舌与气血津液的关系

舌体的形质和舌色与气血的盈亏和运行状态有关；舌苔和舌体的润燥与津液的多少有关。舌下肉阜部有唾液腺腺体的开口，唾为肾液，涎为脾液，其生成、输布离不开脏腑功能，故通过观察舌体的润燥，可以判断体内津液的盈亏及病邪性质的寒热。

舌面脏腑部位分属

脏腑病变反映于舌面，具有一定的分布规律。一般认为，舌质候五脏病变，侧重血分；舌苔候六腑病变，侧重气分。舌尖多反映上焦心肺病变；舌中部多反映中焦脾胃病变；舌根部多反映下焦肾的病变；舌两侧多反映肝胆的病变。

◆ **基本内容**

舌诊的内容主要包括观察正常舌象及其生理变异，包括望舌质和望舌苔。舌象指舌质和舌苔的综合表象，舌象的变化能客观地反映正气盛衰、病邪深浅、邪气性质、病情进退等，可判断疾病转归和预后。

正常舌象

舌色淡红鲜明，舌质滋润，舌体柔软灵活；舌苔均匀薄白而润，提示脏腑功能正常，气血津液充盈，胃气旺盛。

舌象的生理变异

正常舌象受内外环境影响，可以产生生理性变异。这些因素包括：①年龄因素。儿童阴阳稚弱，脾胃功能尚薄，往往处于代谢旺盛而营养相对不足的状态，故舌质多淡嫩，舌苔偏少易剥；老年人精气渐衰，脏腑功能减退，气血运行迟缓，舌色较暗红或多出现裂纹。②性别因素。舌象与男女性别无明显关系。但女性在月经期可以出现蕈状乳头充血，而致舌质偏红或舌尖边点刺增大，月经过后可以恢复正常。③体质、禀赋因素。舌象可因先天禀赋及体质不同而有差异，常见肥胖之人舌多胖大而质淡，消瘦之人舌体偏瘦而舌色偏红。此外，还有先天性裂纹舌、齿痕舌、地图舌等，多见于禀赋不足、体质较弱者。④气候因素。由于季节与地域的不同，气候随之变化，舌象也会发生相应的改变。夏季暑湿盛行，舌苔多厚，色偏黄；秋季燥气当令，舌多偏干；冬季严寒，舌多湿润。中国东南地区偏热偏湿，西北及东北地区偏寒偏燥，舌象也会相应发生一定的变化。⑤饮食或药品影响。饮食和某些药物可以使舌象发生变化，如：进食后，由于口腔咀嚼的摩擦、自洁作用而使舌苔由厚变薄；多喝水可使舌苔变润；长期服用某些抗生素，可产生黑腻苔或霉腐苔；某些食物或药物，可以使舌苔着色等。⑥口腔环境对舌象的影响。如牙齿残缺可造成同侧舌苔偏厚；镶牙可以使舌边留下齿痕；张口呼吸可以使舌苔变干等。

此外，因为舌象能灵敏地反映机体内部的病变，舌象变化可早于自觉症状而出现。因此，若正常人出现异常舌象，除上述生理因素外，有一部分可能是疾病前期的征象。所以还需把真正的生理变异与病变前期的病态舌象区分开来。一般说来，若异常舌象长期不变，并无任何不适症状出现，则属于生理性变异所致。

望舌质

包括望舌质的神、色、形、态及舌下络脉。舌神主要表现在舌质的荣枯和灵动方面。舌色是指舌质的颜色，一般舌色分为淡白、淡红、红、绛、青紫5种。舌形是指舌体的形质，包括老嫩、胖瘦、点刺、裂纹、齿痕及一些特殊病变的形状（如舌疔）等。舌态指舌体的动态，包括痿软、强硬、歪斜、颤动、吐弄、短缩等。

望舌苔

包括望苔质和苔色。苔质主要包括舌苔的厚薄、润燥、腻腐、剥落、真假等变化。苔色的变化主要有白、黄、灰黑3类。

◆ 操作方法与注意事项

舌诊的操作方法与注意事项有：①光线。以充足而柔和的自然光线为宜。若在晚上或在暗处，可用日光灯。②体位和伸舌姿势。可采取坐位和仰卧位，但必须使舌面光线明亮，便于观察。伸舌时必须自然地将舌伸出口外，舌体放松，舌面平展，舌尖略向下，尽量张口使舌体充分暴露。③望舌的顺序。先看舌尖，再看舌中、舌侧，最后看舌根部。先看舌体的色质，再看舌苔。在望舌的过程中，既要迅速敏捷，又要全面准确，尽量减少患者的伸舌时间。④必要时配合其他方法进行舌诊，比如刮舌验苔。刮舌可用消毒压舌板的边缘，以适中的力量，在舌面上由后向前刮三五次；如需揩舌，则用消毒纱布裹于手指上，蘸少许生理盐水在舌面上揩抹数次。这两种方法可用于鉴别舌苔有根无根，以及是否有染苔情况。

◆ 现代研究

舌诊的客观化研究

在中医理论指导下，运用现代科学技术和方法，研制、开发舌诊的客观化采集设备（即舌诊仪），并不断更新舌诊仪的硬件与软件。①硬件研究。硬件主要由采集设备和光照环境设计两大方面组成。采集设备的固定装置相对封闭，如采用箱体、积分球式箱体、黑幕布摄影棚等，采集设备有数码相机、数码摄像机、数码单反相机、高清摄像头。舌象采集设备从数码相机，发展为摄像头拍摄，采集的图像从静态单帧图片逐渐向动态多帧图像发展。光照环境主要考虑光源及布光设计。常用的人工光源有荧光光源、卤钨灯、发光二极管。布光设计主要遵循国际照明协会推荐的 4 种测色的标准照明和观测条件，即 45°/垂直（45/0）、垂直/45°（0/45）、垂直/漫射（O/d）和漫射/垂直（d/O）。②软件研究。软件研究主要是舌象特征处理系统，包括预处理（色彩校正、舌体分割、苔质分离）及舌象特征识别（舌色苔色颜色识别、舌质苔质特征识别、舌形舌态特征识别）两方面。舌色图像分析常用的颜色模型有 RGB 模型、HSV 模型、Lab 模型；舌图像分析的预处理主要有基于样条函数的 Snakes 模型、JSEG 算法和 k-NN 法、麦克斯韦颜色三角、二分光反射模型、图像灰度差法等方法，以上方法均用于研究苔质和苔色的分离及识别。

舌诊的标准化研究

在国际标准化组织 ISO/TC 249 成立之初（2009），提案主要集中在中国、日本、韩国 3 个国家。已出版舌诊仪相关国际标准 1 项（中医计算机舌象分析系统 - 第二部分：光源环境，中国，2017）。

舌象影响因素的研究

在传统舌诊理论的基础上，借助舌诊仪采集客观化的舌图片，探讨年龄、性别、季节、气候、特殊生理状态、情绪、饮食、运动等因素对舌象的影响。

常见舌象的形成机理研究

现代医学认为，舌黏膜上皮细胞的新陈代谢、生长、增殖、分化、衰老、死亡都保持着动态平衡，当病邪入侵时，舌黏膜上皮细胞就会出现异常的增殖、分化和衰老、死亡，从而导致病理舌苔的产生。大量研究证实，口腔局部环境、舌脱落细胞、钙黏蛋白、细胞凋亡、胶原蛋白等与舌苔形成密切相关。

舌象与疾病证候的相关性研究

通过传统方法或借助舌诊仪，依托现代生物科学、计算机和数据挖掘、模式识别等技术，可从不同层面、不同领域探讨急性感染性疾病、冠心病、肺心病、支气管哮喘、慢性胃炎、慢性肾脏性疾病、抑郁症、中风、高血压病、肿瘤、慢性肝炎、糖尿病等疾病及其不同中医证型的舌象变化规律和形成机制。

望面色

望面色是指医者通过观察人体面部皮肤颜色和光泽的变化来诊察病情的方法。中医望色（色诊）的主要内容之一。

中医通过望色诊病的历史悠久，早在《黄帝内经》中就有详细记载，如《素问·阴阳应象大论篇》曰："善诊者，察色按脉，先别阴阳。"《素问·五脏生成篇》中则描述了五脏常色、病色、死色的具体表现。此后，历代医家的著作中关于面色诊病的记载更为丰富，为望面色积累了丰富的临床经验。

◆ **理论依据**

面部皮肤的颜色与光泽是脏腑气血的外在表现，可以反映气血的盛衰和运行情况。颜色是指面部皮肤色调的变化（青、赤、黄、白、黑），主要反映血液的盈亏和运行状况；光泽是指面部皮肤明亮度的变化（荣润或晦暗），主要反映脏腑精气的盛衰。因此，望颜色与观察光泽必须结合起来，才能做出正确的判断。面部的血脉丰富，皮肤薄嫩，体内气血的盛衰变化容易通过面部的色泽变化显露出来，并且面部暴露充分，便于医生观察，故面部为中医望诊的主要部位。

◆ **基本内容**

望面色重点观察患者面部肌肤色调及光泽的情况，以区分常色与病色。如果属常色，则需要区分主色与客色；如果属病色，则需要根据光泽的有无来区分善色与恶色，并进一步辨别青、赤、黄、白、黑等色调的变化。在观察整体面色的基础上，面部还具有"全息"现象，蕴藏着大量的脏腑生理、病理信息，可对患者面部不同部位的色泽进行仔细观察，诊察相应脏腑的病变。

根据《黄帝内经》的有关论述，面部部位的划分及其与脏腑的关系有两种。①《灵枢·五色》。②《素问·刺热篇》。以额部候心，鼻部候脾，左颊候肝，右颊候肺，颏部候肾。这两种面部分候脏腑的方法可作为临床诊病的参考。应用时，应以观察患者面部整体色泽变化为主，以分部色诊为辅。

◆ **注意事项**

诊察疾病时，要特别注意排除非病理因素（如温度、情绪、饮食等）

对面部色泽的影响，还要注重观察患者面部色泽的动态变化。

◆ **现代研究**

随着颜色光学理论的发展和测色仪器的更新，国内外已能用精密仪器测定人体体表颜色，具体包括：①在常色测定方面，有研究者运用美能达色差计 CR-100 检测西安地区人群颌面部皮肤色度，发现皮肤色度值与年龄、部位、性别密切相关；有研究者应用舌面一体检测系统观察上海地区健康人群四季面色特征，证实随着季节更替，面色存在一定的规律变化。②在病色测定方面，有研究者应用中医生命信息分析系统检测 510 例五脏系疾病患者的面色状态，提取面部不同部位的特征定量参数，发现面色特征定量参数，可为五脏疾病的病位分区提供客观依据；有研究者用 MPV-Ⅱ显微分光光度计检测正常人及脾病 3 个证型患者明堂部的色相、明度和彩度，结果显示脾病 3 个证型以黄光为主。③在红外成像技术方面，有研究者根据表情的变化与面部温度分布的变化关系，提出了基于红外测温的表情识别方法，通过分析面部温度区域分布的变化来分析表情的变化情况。

望　神

望神是指通过观察人体生命活动的整体表现，以判断脏腑精气之盛衰、病情之轻重及预后的一种中医诊断方法。中医认为神有广义和狭义之分，广义之神是指人体生命活动的整体表现，狭义之神专指人的精神、意识、思维活动。

《素问·上古天真论篇》有"形神合一"及"形与神俱"的理论，

说明形与神的关系。《灵枢·本神》中"生之来谓之精，两精相搏谓之神"说明神来源于先天之精，同时又靠后天之精的滋养。精能生神，神能御精，精足则形健，形健则神旺；反之，精衰则体弱，体弱则神疲。气与神的关系也是密不可分的，气是生命的动力，气能生神，神能御气。精、气、神为人生三宝，精充、气足、神旺，是健康的保证；精亏、气虚、神耗，是衰老的原因。因此，望神可以了解精气的盈亏，从而判断病情的轻重，推测疾病的预后。故《素问·移精变气论篇》曰："得神者昌，失神者亡。"

神是人体生命活动的整体表现，具体表现在眼神、神情、气色、体态等诸多方面。神的状态可根据神的旺衰，划分为得神、少神、失神、假神4种。得神是精充、气足、神旺的反映，表现为目光明亮，目珠灵活，神志清楚，表情自然，面色荣润，形体丰满，体态自如等。少神是精气轻度损伤的反映，表现为两目乏神，目珠少动，精神不振，面色少华，肌肉松软，动作迟缓等。失神的原因有精亏神衰和邪盛神乱两种。精亏神衰而失神者，表现为目光晦暗，目珠呆滞，精神萎靡，反应迟钝，表情淡漠，面色晦暗，形体羸瘦，动作艰难；或意识模糊，口开目闭，手撒遗尿。邪盛神乱而失神者，表现为神昏谵语，循衣摸床，撮空理线；或猝倒神昏，牙关紧闭，两手握固，大小便闭。假神是重危患者出现的精神暂时"好转"的假象，为临终前的预兆，如原来为目光晦暗，突然变为目光明亮，浮光外露；原来为神志昏迷或精神萎靡，突然变为神志清楚，精神躁动；原来为不欲语言，语声低微断续，突然变为言语不休，语声清亮；原来面色晦暗，突然变为颧赤如妆；原来毫无食欲或食量减少，突然变为食欲增强甚至暴饮暴食等。

望头面

望头面是指通过观察患者头部和面部的异常变化，以诊察疾病的方法。

头为精明之府，中藏脑髓，为元神所居之处。脑为髓之海，为肾所主，肾之华在发，发为血之余。头又为诸阳之会，脏腑之清阳精气皆循经脉上荣于头。面部为脏腑精气所荣，又为心之外华。所以，望头面可以诊察脏腑精气的盛衰和相关的病变。望头面包括望头部和望面部。

◆ 望头部

望头部主要包括望头形、望囟门、望动态及望头发。①望头形。主要用于婴幼儿。头颅大小，以头围（头部通过眉间和枕骨粗隆的横向周长）来衡量。一般新生儿的头围约 34 厘米，6 个月时约 42 厘米，1 周岁约 45 厘米，2 周岁约 47 厘米，3 周岁约 48.5 厘米，4 ～ 10 岁共增加约 1.5 厘米。若明显超出此范围者，为头颅过大；反之，为头颅过小。头颅过大或过小均属病态。②望囟门。囟门是婴幼儿颅骨接合不紧所形成的骨间隙，有前囟、后囟之分。后囟呈三角形，在出生后 2 ～ 4 个月内闭合；前囟呈菱形，在出生后 12 ～ 18 个月内闭合。在临床上主要观察前囟的变化，这是临床观察小儿生长发育状况的主要部位之一。异常变化有囟填、囟陷、解颅。囟填是指囟门高突，属实证，多为温病火邪上攻，或脑髓病变，或颅内水液停聚所致。小儿哭闹时所致的囟门暂时突起不属病态。囟陷是指囟门凹陷，属虚证，多为吐泻伤津、气血不足和先天精气亏虚、脑髓失充所致。6 个月以内的婴儿囟门微陷属正常。

解颅是指囟门迟闭，是先天肾气不足或后天脾胃虚弱、发育不良的表现，多见于佝偻病患儿。③望动态。主要观察头部的自如运动。若头摇不能自主，不论成人或小儿，多为肝风内动之兆。④望头发。发为血之余、肾之华。发黑浓密润泽者，是肾气盛、精血足的表现。所以，望头发的色泽、发质和疏密，可以了解肾气的盛衰和精血的盈亏。

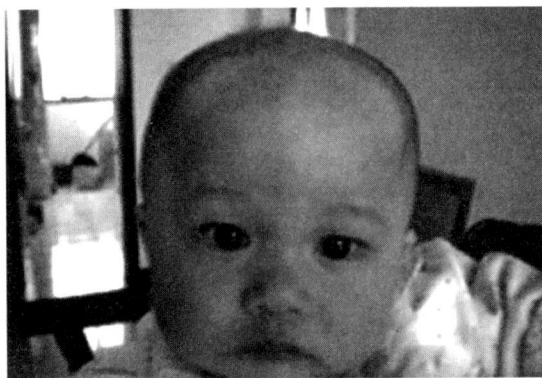

囟填

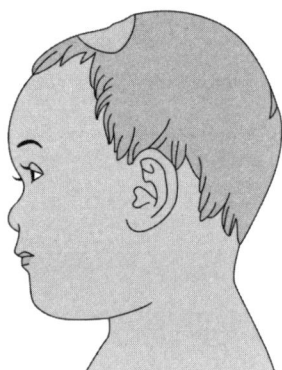

囟陷

◆ **望面部**

望面部主要是观察面部色泽与面容的变化。面部颜色的变化见"五色主病"条，此处重点介绍面容异常及其临床意义。①面肿。有水肿和热毒肿。水肿指面部浮肿而不红。若肿势较速，眼睑、头面部先肿，则为阳水。若肿势较慢，先从下肢波及头面，则为阴水。热毒肿指头面皮肤焮红肿胀，色如涂丹而疼痛，是"抱头火丹"。若头肿大如斗，面目肿甚，是"大头瘟"。②腮肿。有痄腮和发颐。痄腮指颐颌之间，色红而肿，多为双侧，边缘不清，局部灼热疼痛，不会化脓。发颐指颐颌之间，红肿胀痛，多为一侧，伴张口受限、高热，后可化脓。③面脱。面部肌肉消瘦，两颧高耸，眼窝、面颊凹陷，又称面削颧耸，为脏腑精血消耗殆尽之症状，多见于慢性病晚期的病危阶段。④口眼歪斜。突发一侧口角向健侧歪斜，面部肌肉患侧偏缓、健侧紧急，患侧目不能合，口不能闭，不能皱眉鼓腮。口眼歪斜若无半身瘫痪者，为风邪中络所致；若兼半

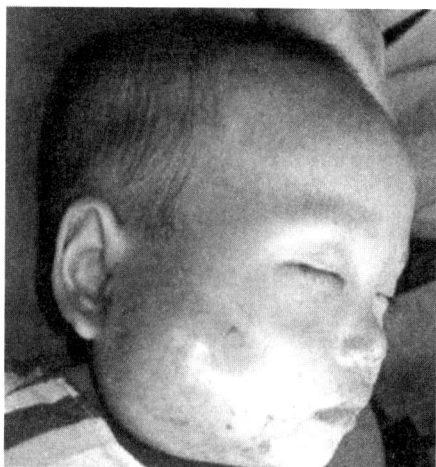

发颐

身不遂者，则为中风病，为肝风夹痰、阻闭经络所致。

望五官

望五官是指通过观察目、耳、鼻、口、舌五官的异常变化，以诊察病情的方法。

目、耳、鼻、口、舌五官，与五脏相关联。目为肝之窍，耳为肾之窍，鼻为肺之窍，口为脾之窍，舌为心之窍。因此，望五官的异常变化，可以诊断相应脏腑的病变。

◆ 望目

目为肝之窍、心之使，"五脏六腑之精气皆上注于目"。《灵枢·大惑论》将目的不同部位分属于不同脏腑，后世医家据此发展为中医特有的"五轮学说"，即：瞳仁属肾，称为水轮；黑眼属肝，称为风轮；目眦及血络属心，称为血轮；白睛属肺，称为气轮；眼睑属脾，称为肉轮。

望目可以诊察脏腑的病变，对于一般病证的诊断亦具有见微知著的重要作用。望目主要观察目神、目色、目形及目态的异常变化。

◆ 望耳

耳为肾之窍，心寄窍于耳，手足少阳经布于耳。耳郭上有脏腑和身体各部位的反应点。所以，望耳对于诊察肾、肝胆及全身的病变具有一定意义。望耳主要观察耳郭的色泽、形态及耳道内有无疖肿、赘生物和分泌物等。

◆ 望鼻

鼻居面部中央，为肺之窍，是呼吸的通道；鼻称明堂，主司嗅觉，又为脾之所应。鼻梁属肝，鼻翼属胃，鼻的周围有各脏腑的对应点。故望鼻不仅可以诊察肺及脾胃的病变，还可以判断脏腑的虚实、胃气的盛衰、病情的轻重及预后。望鼻主要观察鼻的色泽、形态及鼻内分泌物的变化。

◆ 望口

①望口唇。脾开窍于口，其华在唇，手足阳明经环绕口唇。望口唇的异常变化，主要诊察脾与胃的病变。望口唇主要观察色泽、形态与动

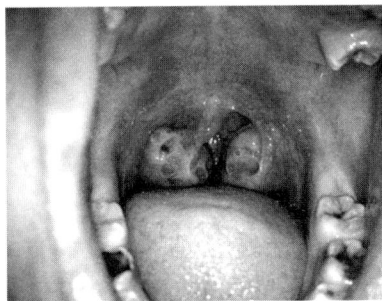

咽喉肿胀溃烂

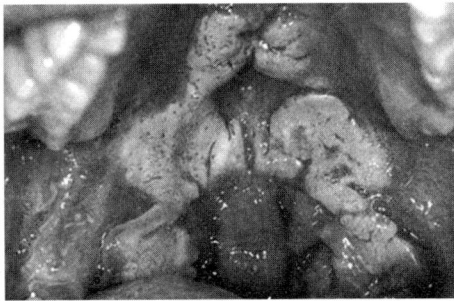

白喉伪膜

态的变化。②望齿与龈。齿为骨之余，骨为肾所主；龈乃胃之络，手足阳明经络齿龈，故望齿与龈可诊察肾、胃的病变及津液的盈亏，尤其对温病的辨证更有重要意义。③望咽喉。咽喉为肺胃之门户，是呼吸、进食的重要部位。咽通于胃腑，是饮食之道，为胃所系；喉连于气道，为气息之门，归肺所属。足少阴肾经循喉咙挟舌本，亦与咽喉关系密切。因此，望咽喉可以诊察肺、胃、肾的病变。咽喉的正常状态是淡红润泽，不痛不肿，呼吸通畅，发音正常，吞咽无阻。异常表现主要有肿胀溃烂、伪膜等。

闻　诊

闻诊是指医者运用自己的听觉和嗅觉，通过听声音和嗅气味以诊察疾病的方法。为四诊之一。其中，听声音包括听患者发出的语声、语言、呼吸、咳嗽、呕吐、呃逆、嗳气、太息、喷嚏、肠鸣等各种响声；嗅气味包括嗅患者病体发出的异常气味、分泌物与排泄物的气味及病室的气味。

◆ 简史

据《说文解字》及《史记·滑稽列传》等的有关记载，"闻"本义为听声音，后经扩展包含了嗅气味。明代《医学研悦》中首次使用了"闻诊"一词。闻诊作为中医诊断疾病的一种重要手段和方法，颇受历代医家重视。据甲骨文有关记载，早在殷代，人们就已认识到"疾言"（即语言方面的疾病）需要通过闻诊来诊断。在《黄帝内经》中有根据患者发出的声音测知内在病变的记载，如《素问·阴阳应象大论篇》曰："善诊者，察色按脉，先别阴阳；审清浊，而知部分；视喘息，听音声，而知所苦；观权衡规矩，而知病所主；按尺寸，观浮沉滑涩，而知病所生。"《难经》中明确了闻诊作为四诊之一的地位，《难经·六十一难》中"望而知之谓之神，闻而知之谓之圣"将闻诊排在四诊中的第二位。东汉张仲景在《伤寒论》和《金匮要略》中也将患者的语言、咳嗽、喘息、呕吐、呃逆、肠鸣、呻吟等闻诊的主要内容作为辨证的依据。后世医家又将病体气味及排出物的气味列入闻诊范围，从而使闻诊从耳听扩展到鼻嗅。清代王秉衡说："'闻'字虽从耳，但四诊之闻，不专主于听声也。"

◆ 理论依据

人体内发出的各种声音和气味均是在脏腑的生理和病理活动中产生的，是五脏功能变化的反映。如五声（呼、笑、歌、哭、呻）、五音（角、徵、宫、商、羽）及五臭（臊臭、焦臭、香臭、腥臭、腐臭）都与五脏相对应，是五脏功能变化的反映。在病变的过程中，声音和气味也可出现相应变化，辨别声音和气味的变化，可判断脏腑的生理和病理状态，为诊病、辨证提供依据。

闻诊包括听声音和嗅气味两方面。听声音是指听辨患者语声、语言、气息的高低、强弱、清浊、缓急变化，以及脏腑功能发生异常所导致的各种声响，以判断病变的寒热、虚实。声音的变化不仅与发出声音器官的病变有关，还与体内其他脏腑的变化有直接或间接的关系。一般来说，声高洪亮者多属实证、热证，声音低微者多属虚证、寒证。

嗅气味是指嗅辨与疾病有关的气味，分嗅病体气味与病室气味两种。

疾病状态下，由于邪气侵扰，气血运行失常，脏腑功能失调，秽浊排除不利，腐浊之气由此而生，可出现体气、口气、分泌物、排泄物的气味异常，甚至充斥到病室。气味从侧面反映了疾病的寒热虚实，如气味酸腐臭秽者，多属实热；气味偏淡或微有腥臭者，多属虚寒。

◆ **基本内容**

闻诊分为听声音与嗅气味两个部分。

听声音

包括听语声、听语言、听呼吸声、听咳嗽声、听呕吐声、听呃逆声、听嗳气声、听太息声、听喷嚏声和听肠鸣声等。

听语声。听语声是指通过听辨患者语声（说话声音）的特点，为诊病、辨证提供依据。正常生理状态下，语声具有自然和畅、柔和圆润、语言流畅、应答自如等特点。语声的异常主要包括语声重浊、音哑、失音及语言謇涩等。具体内容：①语声重浊。说话声音低沉、粗重，常见于外感风寒，或湿浊阻滞，以致肺气不宣、气道不畅所致。②音哑与失音。音哑是语声嘶哑，又称声音嘶哑或声嘶；失音是指神志清楚而声音不能发出，即语而无声，古称为瘖或喑。二者多由喉部病变所致，也可由全身性疾病引起。病变程度轻者仅见音调变低、变粗，重者发声嘶哑甚至只能发出耳语声或失音。音哑与失音的病因病机基本相同。新病音哑或失音者，多属实证，常为外感风寒，或风热袭肺，或痰湿壅肺，使肺气不宣，肺失清肃所致，即所谓"金实不鸣"。久病音哑或失音者，多属虚证，常为各种原因导致的阴虚火旺，肺肾精气内伤所致，即所谓

"金破不鸣"。暴怒喊叫或持续高声宣讲，伤及喉咙所致的音哑或失音者，亦属气阴耗伤之类。③语言謇涩。神志清楚、思维正常而吐字困难，或吐字不清，简称言謇。语言謇涩若因习惯而成，则不属病态。病中言语謇涩，与舌强并见者，多为风痰阻络所致，是中风先兆或中风后遗症。

听语言。听辨患者语言声调的高低及语言的表达、应答有无异常，是否存在言语不相符等，为诊病、辨证提供依据。语言的异常，主要与心神的异常有关，常见有以下5种情况。①谵语。表现为神识不清，语无伦次，声高有力。谵语最早见于《黄帝内经》，多由邪热内扰神明所致，属实证，故《伤寒论》谓"实则谵语"，多见于外感热病中的热入心包证或阳明腑实证等。②郑声。表现为神识不清，语言重复，时断时续，语声低弱模糊。"郑声"一词，原出于《论语》："恶郑声之乱雅乐也。"原指淫靡之乐，作为病名被张仲景首次提出，见于《伤寒论》："夫实则谵语，虚则郑声。郑声者，重语也。"郑声多为久病脏气衰竭，心神散乱所致，属虚证，见于多种疾病的晚期、危重阶段。③独语。表现为自言自语，喃喃不休，见人语止，首尾不续。多为心气虚弱，神气不足，或气郁痰阻，蒙蔽心神所致，常见于癫病、郁病等。④错语。患者神识清楚而语言时有错乱，语后自知言错。始见于王焘所著《外台秘要·卷一》所引的崔氏方黄连解毒汤条，原文为："若胃中有燥粪，令人错语，正热盛亦令人错语。若秘而错语者，宜服承气汤。"导致错语的原因有虚实之分，虚证多因心气虚弱，神气不足所致，多见于久病体虚或老年脏气衰微之人；实证多为痰湿、瘀血、气滞阻碍心窍所致。⑤狂言。表现为精神错乱，语无伦次，狂叫骂詈。关于狂言，早在《黄帝内经》

中就有描述，《素问·刺热篇》云："肝热病者……热争则狂言及惊，胁满痛。"狂言多为情志不遂，气郁化火，痰火互结，内扰神明所致，多属阳证、实证，常见于狂病、伤寒蓄血证等。

听呼吸声。诊察患者呼吸的快慢、均匀通畅与否，以及气息的强弱粗细等，为诊病、辨证提供依据。呼吸异常所致的声响主要包括以下3种情况。①喘。呼吸困难、急迫，甚至张口抬肩、鼻翼煽动，难以平卧，又称气喘、喘息。《灵枢·五邪》云："邪在肺，则病皮肤痛，寒热，上气喘，汗出，咳动肩背。"喘有虚实之分。发作急骤，呼吸深长，息粗声高，以呼出为快者，为实喘。多为风寒袭肺或痰热壅肺、痰饮停肺，肺失宣肃，或水气凌心所致。病势缓慢，呼吸短浅，急促难续，息微声低，以深吸为快，动则喘甚者，为虚喘。多为肺肾亏虚，气失摄纳，或心阳气虚所致。②哮。呼吸急促、喉间有哮鸣音。哮多为痰饮内伏，复感外邪而诱发，或因久居寒湿之地，或过食酸咸生冷而诱发。是膈内有壅塞之气，肺中有胶固之痰，复感风寒所致。喘以气息急迫、呼吸困难为主，哮以喉间哮鸣声为特征，临床上哮与喘常同时出现，所以常并称为哮喘。③鼻鼾。熟睡或昏迷时鼻喉发出的一种声响，是因气道不利所发出的异常呼吸声。熟睡时出现鼾声，若无其他明显症状，多为慢性鼻病，或睡姿不当所致，体胖者、老年人较常见。若昏睡不醒或神识昏迷而鼾声不绝者，多属高热神昏，或中风入脏的危险证候。

听咳嗽声。听辨患者咳嗽声音的特点，为诊病、辨证提供依据。咳嗽是肺气向上冲击喉间而发出的"咳、咳"的声音，是肺失宣肃、肺气上逆的表现。前人有以有声无痰为咳、有痰无声为嗽、有痰有声为咳嗽的记载，由于临床上咳嗽与咯痰常并见，故现在将咳嗽并称为一个症状。临床上应根据咳嗽声音的特点，结合痰的色、量、质变化及其他兼症，辨别病证的寒热、虚实。若咳声重浊有力，多属实证；若咳声低微无力，多属虚证。咳嗽痰声辘辘，痰稀易吐，为痰湿蕴肺；咳嗽干裂声短，痰少干结，为燥邪伤肺。咳嗽阵发，发则连声不断，咳止时带有鸡鸣样回声，称为顿咳；因其病程较长，缠绵难愈，故又称"百日咳"。咳声如犬吠，兼见声音嘶哑，吸气困难，多见于喉风（白喉），属危急证候。

听呕吐声。听辨患者呕吐声音的特点，为诊病、辨证提供依据。呕吐是饮食物、痰涎等胃内容物上涌，由口中吐出，是胃失和降、胃气上逆的表现。《素问·六元正纪大论篇》说："土郁之发……甚则心痛胁腆，呕吐霍乱。"前人以有声有物为呕吐，有物无声为吐，有声无物为干呕。但临床上难以截然分开，一般统称为呕吐。临床上可根据呕吐声音的强弱、吐势的缓急及伴随的其他症状，判断疾病的寒热、虚实。吐势徐缓、声音微弱、呕吐物清稀者，多属虚寒证，常为脾胃阳虚，脾失健运，胃失和降，胃气上逆所致。吐势较猛、声音壮厉、呕吐出黏稠黄水，或酸或苦者，多属实热证，常为热伤胃津，胃失濡养所致。呕吐呈喷射状者，多为热扰神明，或为头颅外伤，颅内有瘀血、肿瘤等使颅内压力增高所致。若呕吐物为酸腐味的食糜，多为暴饮暴食，或过食肥甘厚味，以致食滞胃脘、胃失和降、胃气上逆所致。共同进餐者皆发吐泻，多为食物中毒。朝食暮吐、暮食朝吐者，为胃反，多属脾胃阳虚证。口干欲饮，饮后则吐者，称为水逆，是饮邪停胃、胃气上逆所致。

听呃逆声。听辨患者呃逆声音的特点，为诊病、辨证提供依据。呃逆是气从胃中上逆，从咽喉不由自主地发出的冲击声，其声短而频，呃呃作响，俗称打呃或打嗝，唐代以前称"哕"。《证治准绳·杂病》云："呃逆，即《内经》所谓哕也。"临床上听呃逆声时，应根据声音的高低强弱、间歇时间的长短及伴随的兼症等，判断是否属于病态，以及疾病的寒热虚实。若突发呃逆，声音不高不低，持续时间短暂，无其他病史及兼症者，多为咽食急促或偶感风寒所致，为一时胃气上逆动膈所致，不属病态，会不治自愈；若呃声高亢，短促有力，多属热邪或寒邪客于胃；若呃声低沉、无力，多为虚寒所致；若久病出现呃逆不止，是胃气衰败的危重之象。

听嗳气声。听辨患者嗳气声音的特点，为诊病、辨证提供依据。嗳气是胃中气体上出咽喉，发出的一种长而缓的声音，是胃气上逆的表现症状，古称"噫气"。《灵枢·口问》曰："寒气客于胃，厥逆从下上散，复出于胃，故谓噫。"临床可根据嗳气的声音特点及伴随气味与其他兼症，判断是否属于病态，以及疾病的寒热虚实。饱食之后或饮汽水后，偶有嗳气，无其他兼症者，是饮食入胃排挤胃中气体上出所致，不属病态。若因食滞肠胃不化导致的嗳气，声音较响，并伴有酸腐味；若是胃气不和或胃气虚弱而引起的嗳气，声音低沉，无酸腐味；若因情志变化导致的嗳气，声音响亮，频频发作，嗳气后脘腹舒适，随情志变化而减轻或剧增，这是肝气犯胃的症状。

听太息声。听辨患者太息声音的特点，为诊病、辨证提供依据。太息是患者不自觉地发出的长吁或短叹声，又称叹息、善太息。《灵枢·邪气脏腑病形》说："胆病者，善太息，口苦，呕宿汁，心下澹澹，恐人将捕之。"太息常见于情志抑郁、胸闷不畅时，若太息之后患者自觉宽舒，则是情志不遂，肝气郁结所致。

听喷嚏声。听辨患者打喷嚏声音的特点，为诊病、辨证提供依据。喷嚏是肺气上逆于鼻而发出的声响。《诗经·终风》云："寤言不寐，愿言则嚏。"听喷嚏声时，应注意打喷嚏的频率及有无兼症。偶发喷嚏，不属病态。若新病喷嚏，兼有恶寒发热，鼻流清涕等症状，多为外感风寒、刺激鼻道之故，属表寒证。久病阳虚之人，突然出现喷嚏，多为阳气回复，病有好转趋势。

听肠鸣声。听辨患者肠鸣声音的特点，为诊病、辨证提供依据。肠鸣，又称腹鸣，是气体或液体通过肠道而产生的一种气过水声或断续的咕噜声，是腹中胃肠蠕动所产生的音响。"肠鸣"一词始见于《黄帝内经》，《素问·脏气法时论篇》云："脾病者……虚则腹满肠鸣，飧泄食不化。"在正常情况下，肠鸣声低弱而和缓，一般难以直接闻及，当肠鸣声增高时，本人或旁人可以直接听到。医生在诊病时，可借助听诊器诊察肠鸣音，一般在脐部周围较为清楚。肠鸣声的频率、强度、音调与胃肠功能、进食情况、感邪性质等有关。当肠道传导失常或阻塞不通时，肠鸣声高亢而频急，或肠鸣音减少甚至完全消失。

嗅气味

包括嗅病体气味、分泌物与排泄物气味及病室气味。病室气味也是由病体及其排泄物气味散发的。临床常见的异常病体气味有口臭。口臭是口中散发臭气，可为他人嗅出。多与胃热、食积胃肠、口腔不洁、龋齿、便秘及消化不良等因素有关。若口气臭秽，伴牙龈肿痛，多属胃热；

若口气酸臭，伴食欲不振，脘腹胀满，多属宿食不化；若口气腐臭，兼咳吐脓血，多是内有溃腐脓疡（肺痈）；若口气臭秽难闻，牙龈腐烂，则为牙疳。

◆ **操作方法**

医师与患者进行语言交流或体格检查时，应当仔细倾听患者所发声音和闻嗅患者发出的气味。如果患者曾有异常声音或气味的症状，但就诊当时无表现者，可通过询问患者及陪诊者而获取相关资料。

◆ **注意事项**

①距离适度。闻诊的诊察虽对患者的体位姿态没有特殊要求，但最好能与患者保持合适的距离，以便于对患者声音和气味变化进行诊察分辨。在对患者身体某些隐蔽部位散发的异常气味进行诊察时，可要求患者给予适当的配合，以免出现误诊、漏诊。②诊室宜安静、空气清新。③医者应约束自身，诊前勿动烟酒，不食榴莲（榴梿）、大蒜等带有强烈气味的食物。④注意正常声音的生理差异，要考虑性别因素、年龄因素、情志因素及禀赋因素等。由于先天禀赋、体质的差异，语声可能会有较大的差别，如先天性声音嘶哑、男声似女声的表现等。这些声音情况虽见异常，但一般无临床意义。⑤注意饮食环境对气味的影响。若患者进食大蒜、韭菜、榴莲等有特殊气味的食物，或吸烟、饮酒后，口中可散发相应的气味，不属病态。夏季气候炎热，出汗过多，未及时淋浴而身体所散发的汗味，亦应与病理之汗味相鉴别。有人因居住地卫生环境较差，或在室内存放有汽油、油漆等化学物品，导致其带有相应异常气味，亦应注意鉴别。

◆ **现代研究**

关于闻诊客观化研究较多的是声诊的客观化。实验语音学和现代语音处理技术的发展，尤其是智能化、微型化语音采集和分析仪器的出现，以及模式识别和数据处理方法的日渐成熟，都为中医声诊客观化研究提供了有力的技术支持。

声诊基础研究的主要技术和方法有：①离体喉方法。②空气动力学方法。③声图仪方法。④频谱分析方法。⑤声音传感器和微计算机声音采集分析系统。

有专家根据《黄帝内经》的"五脏相音"理论，结合现代细胞学研究成果，认为细胞声学研究与2000多年前《黄帝内经》记载的"五脏相音"理论遥相呼应。《黄帝内经》中心、肝、脾、肺、肾五脏所相应的五音，即相当于五脏具有一定的振动频率，而且这些频率相应于五声音阶的频率，据此研制的二十五音分析仪、嗓音分析仪等，可对语音与疾病、辨证的关系进行研究。有研究发现，正常人和虚证患者的语音信号特征参数存在着显著差别，咽炎各证型患者语声参数也有显著区别。

中医嗅诊研究的主要技术与方法有红外光谱法、气相色谱分析法及直接顶空分析。这些技术和方法在现代医学中的成功应用，成为中医嗅诊客观化研究的理论基础和技术背景。有研究证实口臭患者口腔中的主要致臭物质是吲哚类，不同病种中这些物质含量有明显差异，且与中医证型有一定关系。此外，有研究对胃脘痛患者及胃热口臭患者呼出气味的成分进行了定量分析，证明运用气相色谱技术对口腔气味进行分析是客观有效的，将之用于中医嗅诊研究有广阔前景。

可供临床研究使用的闻诊设备有两种，一种是听声音辨证，即利用话筒与声音传感器，将人体的生理声音转换成电信号，并记录下来，通过电脑软件对输入电脑的声波进行分析，按照古代音律与五脏的对应关系，对测试者的健康状态进行评测，判断哪些脏腑经络存在偏差，需要调理。声波对人体的各种生理反应，如呼吸、脉搏、血液循环、内分泌、脑电波的变化及精气的运行、经络与穴位的刺激，还有动作、情绪都会有所反应。另一种是电子鼻，利用气敏传感器、温度传感器和湿度传感器组成的人工嗅觉电子鼻，可在一个传感系统中感应多种气体成分，用于嗅诊的在线控制，可以实现气味的动态实时监测，避免化学检测的非实时性。操作方便，对患者无损害，准确度较高。

问　诊

问诊是指医者通过对患者或陪诊者进行有目的的询问，了解疾病的发生、发展、诊治经过、现在症状及其他与疾病有关的情况，以诊察疾病的一种方法。为四诊之一。

◆ 简史

关于问诊的记载最早见于《黄帝内经》，如《素问·三部九候论篇》指出"必审问其所始病，与今之所方病，而后各切循其脉"；《素问·疏五过论篇》明确提到，"凡欲诊病者，必问饮食居处"；《素问·征四失论篇》中关于惩戒医者四种过失的记载中强调，"诊病不问其始，忧患饮食之失节，起居之过度，或伤于毒，不先言此，卒持寸口，何病能中"。《难经·六十一难》指出"问而知之谓之工"。《景岳全书·十问篇》较为全面地总结了问诊的内容、顺序，并将其归纳为"十问"："一问寒热二问汗，三问头身四问便，五问饮食六问胸，七聋八渴俱当辨，九因脉色察阴阳，十从气味章神见。"将之作为"诊治之要领，临证之首务"。清代赵晴初在《存存斋医话稿续集》中说："脉居四诊之末，望、闻、问贵焉。其中一问字，尤为辨证之要。"清代林之翰的《四诊抉微》则将问诊列为专篇加以论述，认为"问诊为审察病机之关键"。清代蒋示吉《医宗说约》认为问诊"实为活人之捷径"。以上记载均充分表明问诊在临床中的地位及重要性。

◆ 理论依据

疾病过程中患者自觉的身体不适，尤其是感觉最痛苦的症状、体征，往往是脏腑经络病变或气、血、津液失常的临床表现，是患者就诊时所要解决的主要病痛。因此，询问患者的自觉症状，尤其是主症，对于判断病变所在的脏腑经络部位及疾病性质的寒热虚实有着非常重要的意义。此外，当疾病的客观体征缺乏或者不明显时，通过询问，可以发掘病情资料以供诊断，为进一步检查提供重要线索。

◆ 基本内容

问诊包括问一般情况、主诉、现病史、既往病史、个人生活史、家族史、现在症状等。其中，现在症状是问诊的主要内容，也是辨证的重要依据。

问一般情况

询问、记录患者的姓名、性别、年龄、婚姻状况、民族、职业、籍贯或出生地、现住址及发病节气等。询问一般情况有两方面的临床意义，一是便于与患者或家属进行联系和随访，对患者的诊断和治疗负责；二是可使医者获得与疾病有关的资料，为诊断治疗提供一定依据。

问主诉

询问患者的各种痛苦不适，确定最痛苦的症状、体征及其性质和持续时间。主诉的记录，应以简洁、精练的文字予以归纳提炼，一般不超过 20 字。

问现病史

询问患者所主诉的病状，从起病到此次就诊期间的情况，主要包括起病情况、病变过程、诊治经过、现在症状 4 个方面。

问既往病史

询问患者平素的身体健康状况和过去的患病情况，以了解与现患疾病有关的情况。

问个人生活史

询问患者的生活经历，平素的饮食起居、精神情志及婚育状况等，为诊察疾病提供依据。对于妇女患者，还须问月经史、生育史。

问家族史

询问与患者有血缘关系的直系亲属（如父母、子女、兄弟姐妹等）及与本人生活有密切关系的亲属（如配偶等）的健康与患病情况，对于遗传性疾病和传染性疾病的诊断具有重要意义。

问现在症状

询问患者就诊时所感到的痛苦和不适，以及与其病情相关的其他情况。现在症状的问诊内容主要有问寒热、问汗出、问疼痛、问饮食口味、问二便、问睡眠、问情志，以及问经带、问小儿等，可以结合新编"十问歌"进行询问："一问寒热二问汗，三问疼痛四头身，五问饮食六问便，七问情绪八睡眠，九问妇女十问男，十一儿科皆占全。"临床运用时，还要根据患者的具体情况进行灵活而有主次的询问。

◆ 基本操作程序与方法

临床上应根据就诊对象的具体情况，如初诊或复诊、急性疾病或慢性疾病等，对诊察过程中发现的问题及与疾病相关的问题进行系统、全面而有重点的询问。

对于初诊的慢性病患者，首先询问主诉，其次围绕主诉对其现病史及既往史进行详细询问，必要时再对其家族史、个人史等进行询问。对于急性或危重疾病的患者，首先通过对患者或陪诊者的询问，抓住主症，并进行重点检查，以迅速救治患者或缓解患者的病痛，待病情缓解或稳定后再对其他与病情相关的内容进行详细询问。对于反复就诊、已建立病案的患者，应首先浏览其以往的就诊记录，了解其既往史及最近的病情情况，再询问本次就诊的问题或最近的病情变化及治疗效果等。

问诊过程必须突出重点，兼顾全面。在倾听患者陈述各种痛苦不适的同时，要善于从纷杂的症状中抓住重点（即主要病痛），然后围绕其主要症状，有目的地进行深入细致的询问；做到对患者主诉的临床症状进行多个角度分析，并结合其他三诊（望、闻、切）的信息做出初步判断，以便于针对新的线索加以补问。做到边问边辨，边辨边问，问辨结合，从而对病情做出准确诊断。

◆ **注意事项**

问诊时医者应注意以下技巧和注意事项：①态度既要严肃认真，又要和蔼可亲。问诊时，医者要体察、理解患者的疾苦，耐心听取患者叙述身体症状，既要严肃认真，又要让患者感到温暖亲切，愿意主动陈述病情。②问语要通俗易懂，反应淡定从容。问诊时，切忌使用生硬的医学术语，要熟悉大众化语言，并将其提炼成专业词汇加以记录。在询问过程中，对于患者的病痛切忌有悲观、惊讶的语言和表情，以免给患者增加思想负担而导致病情加重。③适当提示启发，切忌暗示套问。当患者叙述病情不清楚或不全面时，医者可做适当的提示和启发；若患者有难言之隐，或对某些病情不便当众表述，应注意消除患者的顾虑，单独询问，以便其能无保留、无顾忌地叙述病情。切忌暗示或套问患者，以使其回答符合自己的主观臆断。

◆ **现代研究**

问诊规范化研究

主要有 3 个方面：①关于中医问诊症状的规范化。包括症状的描述及其内涵的规范、症状的量化表述等。②关于中医问诊信息的规范化采集。包括量表的制作及使用，问诊采集系统的研究和使用。③关于中医问诊信息分析方法的研究。目的在于为中医辨证的规范化和客观化奠定工作基础。

症状对证候诊断贡献度的算法研究

20 世纪 80 年代，计算机中医专家系统和辨证论治系统的研究启动，在症状辨证意义研究方面,开展了各个症状与证候诊断计量关系的研究。主要采用双层频权剪叉算法、双百分法、判别分析、回归分析、隐结构法等数理分析方法。

常见症状发生机制研究

运用现代医学方法和技术手段,开展中医症状发生机制的现代研究,从而推进症状规范化研究,提高辨证论治水平。

问诊软件研究

主要目的是立足临床,借助现代信息技术实现中医问诊的规范化、程序化和数字化,从而减少医者病历书写的工作量。

问二便

问二便是指医者通过询问患者大小便的次数、颜色、质地、排便时的感觉,以及伴随的症状来诊察病情的方法。是中医问诊的重要组成部分。

早在马王堆汉墓出土的《五十二病方》中即有"弱(溺)不利"的记载,《黄帝内经》中也有多处有关大小便异常的记载,如《灵枢·病本》中说:"大小便不利治其标,大小便利,治其本。"

◆ 理论依据

大便的排泄,虽然直接由大肠所主,但与胃的受纳、腐熟、降浊,脾的转输、运化、升清,肾阳的温煦、气化、固摄,以及肝的疏泄、肺气的肃降均有着密切的关系。小便由膀胱排出,与机体水液密切相关,

《素问·经脉别论篇》中的"饮入于胃，游溢精气，上输于脾，脾气散精，上归于肺，通调水道，下输膀胱"，指出小便代谢的过程主要通过脾的运化、输布，肺的宣发肃降，并与肾的蒸腾气化及三焦的通调等功能有着密切的关系。《景岳全书》说："二便为一身之门户，无论内伤外感，皆当察此，以辨其寒热虚实。盖前阴通膀胱之道，而其利与不利，热与不热，可察气化之强弱……后阴开大肠之门，而其通与不通，结与不结，可察阴阳之虚实。"因此，问二便可了解气血津液的盛衰，诊察脏腑功能的状况，辨别疾病的寒热虚实性质。

◆ **基本内容**

包括问大便和问小便。

问大便

包括询问便次、便色、便质及排便感的异常 4 个方面。

便次异常。大便次数的改变，包括便秘和泄泻。①便秘。排便时间延长，便次减少，便质干燥，或时间虽不延长但排便困难。便秘有虚实之分，实证多由热邪内结或寒邪凝滞大肠所致；虚证多由阴血、津液亏虚，肠道失润，或气虚、阳虚，肠道传导无力所致。②泄泻。大便次数增多，粪质稀薄，甚至泻下如水样。泄泻有虚实之分，实证多因寒湿、湿热、食积或肝郁脾虚等引起；虚证多由脾虚或肾阳虚，命门火衰所致，尤其与脾虚、湿盛关系最为密切，《素问·阴阳应象大论篇》有"清气在下，则生飧泄……湿胜则濡泻"。

便色异常。大便颜色的改变。①大便黄褐如糜而臭，兼发热，腹痛腹胀，口渴，舌苔黄腻，属大肠湿热。②大便灰白。大便颜色灰白如陶土，见于黄疸，为肝胆疏泄失职，胆汁不能正常排泄，影响脾胃运化所致。③便脓血。大便中脓血并见，或伴有黏液，多见于痢疾。多因湿热阻困肠道，壅阻气机，伤及气血。此外，大便脓血亦可见于肠癌患者。

便质异常。大便质地的改变。正常的大便不燥不稀，软硬适中，除便秘中的大便过燥、泄泻中的大便过稀之外，常见的便质改变还有以下3种。①完谷不化。大便中夹有很多未被消化的食物，多属脾肾阳虚或伤食。②溏结不调。大便干稀交替，粪质难以正常，多因肝郁脾虚所致。③便血。便中带血，为胃肠血络受伤的表现，有远血和近血之分。胃、食道等离肛门较远的部位出血，为远血；直肠或肛门附近的出血，为近血。

排便感异常。排便时的感觉异常。正常排便时一般没有特别不适的感觉，病变时常有以下5种变化。①肛门灼热。排便时自觉肛门周围有灼热不适之感，多由大肠湿热所致。②里急后重。腹痛窘迫，时时欲泻，肛门重坠，便出不爽，常见于痢疾。是湿热内阻，肠道气滞所致。③排便不爽。排便不通畅，有涩滞难尽之感。是大肠气机阻滞，传导失司所致，或肝郁乘脾，或大肠湿热，或食滞内停所致。④滑泄失禁。大便不能随意控制，呈滑出之状，甚至便出而不自知。属脾肾阳虚证。⑤肛门重坠。患者自觉肛门有沉重下坠的感觉。多见于脾虚气陷或大肠湿热等证。

问小便

包括询问尿量、尿次、尿色质和排尿感异常4个方面。

尿量异常。健康成人一天的尿量为1000～1800毫升，尿量异常包括：①尿量增多。每日的尿量较正常明显增多。多见于虚寒证和消渴的患者。②尿量减少。每日的尿量较正常明显减少。多因体内津液不足或输布失常所致。

尿次异常。小便次数的异常。健康成人白天小便3～5次，夜间0～1次。尿次异常包括：①小便频数。小便次数增多，时欲小便。多因湿热蕴结下焦，膀胱气化不利；或因肾阳虚衰，肾气不固，膀胱失约所致。②癃闭。小便不畅。点滴而出者为"癃"；小便不通，点滴不出者为"闭"，统称"癃闭"。实证多因湿热下注、瘀血内阻、结石阻塞，以致尿路不通、膀胱气化失利。虚证乃由年老气虚，或肾阳不足，膀胱气化功能减退所致。

尿色质异常。小便的颜色与质地的异常。正常排出的新鲜尿液呈浅黄色，可随着喝水多少而使尿液有深有淡。尿色质异常可见于以下5种。①小便清长。小便色清量多。多因寒盛或阳虚，不能温化水液所致。②小便短黄。小便色黄而短少。多因热盛伤津所致，也可见于汗、吐、下太过，损伤津液。③尿血。小便色赤，混有血液，甚至血块。多因热伤膀胱或心火亢盛移热小肠，或因脾不统血、肾气不固所致。④小便混浊。小便混浊，如膏脂或米泔。因湿热下注膀胱，或因脾虚不能升清，精微下泄所致。⑤尿中有沙石。尿中夹有沙石，伴小便短赤疼痛，或有尿血，为石淋。因湿热内蕴膀胱，煎熬尿液，结为砂石，伤及血络所致。

排尿感异常。排尿感觉的异常。正常排尿无明显的不适感，排尿感觉异常主要有以下4种。①小便涩痛。排尿时自觉尿道灼痛，小便涩滞不畅，见于淋证。为湿热蕴结，膀胱气化不利所致。②小便余沥不尽。

排尿后仍有小便点滴难尽的症状。常见于老年人或久病体虚者，因肾脏阳气虚衰，肾关不固，开合失司所致。③小便失禁。神志清醒时，小便不能随意控制而自出的症状。多因肾气亏虚，膀胱失约；或因尿路损伤，或湿热、瘀血阻滞，以致膀胱失约，气机失常。若患者神昏而见小便失禁者，病属危重。④遗尿。睡眠中经常不自主排尿的症状，多见于小儿或老人。多因禀赋不足，肾气未充，或肾气亏虚，不能固约膀胱所致。

◆ 注意事项

询问二便除重点询问二便的次数、颜色、质地、排便时的感觉以外，还应注重询问有关伴随症状，同时要结合年龄、性别、体质及饮食偏嗜等进行整体分析，综合判断，才能做出准确诊断。对于反复发作的泄泻、溏结不调及二便带血等，要注意结合专科检查，以免漏诊。

问寒热

问寒热是指通过询问患者有无怕冷与发热的感觉以诊察病情的方法。

《景岳全书·十问篇》中首次将"问寒热"作为问诊的主要内容。患者感到怕冷，且添加衣被或近火取暖仍不能缓解的，称为恶寒 遇风觉冷，但避之可以缓解的，称为恶风；若患者感到怕冷，但添加衣被或近火取暖能够缓解的，称为畏寒。患者体温升高，或体温正常而自觉全身或局部有热感的，称为发热。寒或热是疾病中常见的症状，询问患者寒与热的不同表现，是确定疾病部位表里、病性寒热及正邪盛衰的重要依据。

◆ 理论依据

寒与热是机体正气与致病邪气力量抗衡的反映。寒与热的产生，主要取决于病邪的性质和机体阴阳的盛衰。《景岳全书·传忠录》曰："寒热者，阴阳之化也……寒则伤形，形言表也；热则伤气，气言里也……寒热之表里当知，寒热之虚实亦不可不辨。"因此，不同的寒热症状，是辨别病邪性质、机体阴阳盛衰及疾病外感内伤类别的重要依据。

◆ **基本内容**

临床常见的寒热症状包括恶寒发热、但寒不热、但热不寒及寒热往来4个类型。

恶寒发热

患者表现为既恶寒又发热，一般先出现恶寒而后体温增高，多见于表证。其中，恶寒重发热较轻，多为风寒表证；发热重恶寒较轻，多为风热表证；发热恶风，多为伤风表证。

但寒不热

患者只感觉怕冷而不发热，多见于里寒证。若新病畏寒，伴有脘腹或某些局部冷痛的，多属于实寒证，为寒邪直中脏腑或经脉所致；若久病畏寒肢冷，脉沉无力的，多属于虚寒证，为脏腑阳气亏虚所致。

但热不寒

患者只感觉发热而不怕冷，多见于里热证。常见类型：①壮热。热势较高，且持续不减，不恶寒反恶热，多属于里实热证。②潮热。发热有时间规律，定时而发或定时热甚。其中，每天15～17时发热更甚者，称为阳明潮热，多由胃肠燥热，大便燥结而致；下午发热，身热不扬（即肌肤初按不觉热，按之稍久，感觉灼手）者，称为湿温潮热，多为湿温病，湿遏热伏、热不畅达所致；下午或夜间有低热，形体消瘦者，称为阴虚潮热，多为阴虚不能制阳，虚热内生所致。严重者会自觉有热自骨内向外蒸发之感，称为"骨蒸潮热"，多为阴虚火旺所致。③低热。热势不高（多在 37～38℃），或仅自觉发热、体温不高者，又称"微热"。一般来说，凡微热者，发热时间比较长，多属内伤所致。若长期低热，又伴有饮食减少、精神疲乏、倦怠懒言等症，多为气虚或阳虚发热；若情志不舒，时有微热，伴有急躁易怒、胁肋胀痛、脉弦等症状，多为气郁发热。阴虚潮热也多属低热。

寒热往来

患者恶寒和发热交替出现，多见于半表半里证。其中，恶寒和发热交替出现，且有定时的，多为疟疾；恶寒和发热交替出现，没有定时的，多为少阳病。

◆ 注意事项

发热的患者体温可高于正常，也可以是体温正常，但患者自觉全身或身体某一局部有热感。寒热的产生主要取决于病邪的性质和机体阴阳的盛衰，临床辨证时需结合相关兼症。

问汗出

问汗出是指通过询问患者汗出有无异常来诊察病情的方法。《景岳全书·十问篇》中首次将"问汗"作为问诊的重要内容。

◆ 理论依据

汗是由津液所化生，汗的形成与阳气的盛衰、津液的盈亏和腠理的开阖状态密切相关，如《素问·阴阳别论》所云"阳加于阴谓之汗"。正常的汗出具有调和营卫的作用。如果汗出异常，比如当汗不汗或不当汗而汗，多是由外感或内伤引起，是机体气、血、津液盛衰变化或致病邪气作用的结果。因此，通过询问患者有无汗出异常，可判断病邪的性质、阳气的盛衰、津血的盈亏及腠理的开阖情况。

◆ **基本内容**

患者汗出异常，包括无汗或有汗两种形式。依其部位特征，又有全身和局部之分。汗出与否，既可是疾病的主症，也可是兼症。

无汗

无汗是患者在疾病状态下表现为不出汗的现象。一般见于表证，里证患者的无汗多呈现出局部特征。如果患者感觉怕冷、发热、头痛和周身关节酸痛而无汗，则为风寒之邪闭阻肌表，见于表寒证。半身无汗包括或上半身无汗而下半身有汗，或下半身无汗而上半身有汗，或左半身无汗右半身有汗，或右半身无汗左半身有汗，多为风痰、风湿或痰瘀阻络，气血运行不畅所致，常见于中风、痿病或截瘫患者。

有汗

有汗是患者在疾病情况下汗出异常的现象。一般表证中的汗出，为疾病兼症，多反映邪气性质；里证汗出，为疾病主症，多反映正气盛衰，因此里证汗出更具有临床意义。另外，有些疾病的汗出可带有颜色特征。

全身汗出

全身汗出是患者的汗出缺乏明显的部位特征，全身皆见汗出的现象。

若患者以怕冷和发热为主要表现，兼有汗出的，多为表证。若患者发热明显、轻微怕冷、头痛咽痛、口感微渴而汗出，为风热之邪侵犯肌表，常见于表热证；若患者发热、恶风而汗出，则为感受风邪所致，见于伤风表证。

若患者以汗出异常为特征表现的，多为里证。如蒸蒸发热，汗出不止，为大汗，属于里实热证；如经常汗出不止，稍事活动以后出汗更多，为自汗，多属气虚证、阳虚证；如入睡则汗出，醒后汗自止，为盗汗，多属阴虚内热证、气阴两虚证。若先全身恶寒战栗而后汗出的，为战汗，是正邪激争的表现，为病情发展变化的转折点。如汗出以后热势减退，脉静身凉，是病情向愈的表现；汗出以后热势不减而且患者感到烦躁不安，是病情恶化的表现。病势严重时患者大汗不止是绝汗，又称脱汗，多见于亡阳证或亡阴证；汗出粘衣，如黄柏汁的颜色，称为黄汗，多属风湿热邪交蒸。

局部汗出

患者身体的局部出现的汗出异常表现。汗出异常仅见于头部或头颈部，称为头汗，多是上焦热盛或湿热交蒸；汗出异常仅见于手足心，称为手足心汗，多是脾胃虚弱或脾胃湿热内阻；汗出异常仅见于胸窝部，称为胸部汗，多是心气虚弱或心血不足；外生殖器及其周围汗出，称为阴汗，属于下焦湿热郁蒸。

◆ 注意事项

临床上询问患者有无汗出，应注意问清汗出的时间、部位、多少及伴随的主要症状等情况。另外，在体力活动、进食辛辣、气候炎热、衣被过厚及情绪紧张等情况下汗出，属生理现象。

问经带

问经带是指通过询问妇女月经、带下的改变，以了解机体相关病理变化，诊断妇科或其他疾病的方法。

《五十二病方》中有关于"女子月事"的记载，《黄帝内经》则更全面地论述了月经的产生及其与生育的密切关系。春秋战国时期，医生扁鹊曾来到赵国的都城邯郸为"带下医"（妇科医生）。可见，了解妇女月经、带下的情况以诊察疾病的历史悠久。

◆ 理论依据

《素问·上古天真论篇》中"女子……二七而天癸至，任脉通，太冲脉盛，月事以时下，故有子……七七任脉虚，太冲脉衰少，天癸竭，地道不通，故形坏而无子也"说明月经是在天癸的作用下，通过冲任的通盛与否实现的。在中医理论中，天癸是先天之精，具有化生精血的功能，使男女具有生殖能力，它源于肾，在本质和功能上又有独立性；到了一定年龄，随着肾、肝等五脏精气的衰减，天癸渐渐枯竭，月经即不再至，可见月经的形成与肾、肝、脾、胞宫、冲任两脉及气血的关系十分密切，机体发生疾病时，常会影响月经出现异常改变。

带下是正常女子自青春期开始，若肾气充盛、脾气健运、任脉通调、带脉健固，阴道内即有少量白色或无色透明无臭的黏性液体。在经期前后、月经中期及妊娠期，带量会增多，以润泽阴户，防御外邪，此为生理性带下。若脏腑经络气血功能失调，可导致带下异常。因此，问经带可以诊察全身脏腑功能、气血津液的盛衰及输布，也可推断疾病的寒热虚实性质。

◆ **基本内容**

问经带主要包括问月经、问带下。

问月经

主要询问月经的周期，行经的天数，月经的量、颜色、质地，经期有无腹痛、腰痛及其他伴随症状，月经周期是否规律，末次前及末次月经日期，初潮和／或绝经年龄等，综合判断是否存在月经的异常表现。

月经周期异常。询问月经周期是否提前或延后 7 天以上，提前、延后有无规律，以及是否连续 2 个月经周期以上，来判断月经周期异常是属于月经先期、月经后期还是月经先后不定期。①月经先期。连续 2 个月经周期以上，出现月经提前 7 天以上来潮。多因血热妄行，或气虚不摄血所致。②月经后期。连续 2 个月经周期以上，出现月经来潮延后超过 7 天以上。多因血虚或胞络瘀阻导致。③月经先后不定期。连续 2 个月经周期以上时而提前，时而延后达 7 天以上者，亦称经期错乱。多是肝气郁滞、气机逆乱，或脾肾虚损、冲任失调、血海蓄溢失常所致。

月经量异常。询问月经期的出血量是否多于或少于正常范围（正常经量平均为 50 ～ 100 毫升，可略有差异），以判断是否属于月经过多或月经过少。①月经过多。月经血量较常量明显增多。多是血热内扰、迫血妄行，或气虚、冲任不固、经血失约，或瘀血阻滞冲任、血不归经所致。②月经过少。月经血量较常量明显减少，甚至点滴即净。多因营血不足，或肾气亏虚、精血不足、血海不盈，或是寒凝、血瘀、痰湿阻滞，血行不畅所致。

经色、经质异常。询问月经颜色和质地的变化，判断月经异常的性质。常见症状有：①经色淡红质稀，为血少不荣。②经色深红质稠，为血热内炽。③经色暗红，夹有血块，为瘀血内阻。

痛经。又称行经腹痛。在行经期间或行经前后，出现阵发性下腹部疼痛，或痛引腰骶，甚至剧痛难忍，并随月经呈周期性发作。①若经前或经期小腹胀痛或刺痛拒按，多属气滞血瘀。②月经后期或行经后小腹隐痛、空痛，多因气血两虚，或肾精不足、胞脉失养所致。③小腹灼痛拒按，平素带下黄稠臭秽，多属湿热蕴结。④小腹冷痛，遇暖则减者，多属寒凝或阳虚。

崩漏。非正常行经期间阴道出血。若来势迅猛，出血量较多，则称为崩（中）；若势缓而量少，淋漓不断，则称为漏（下），二者合称崩漏。两者病机基本相同，常互相转化，交替出现。多因气虚、血热、血瘀所致。

闭经。又称经闭。女子年逾 18 周岁，月经尚未来潮，或已行经，未受孕、不在哺乳期，而又停经达 6 个月以上或 3 个月经周期者。多是肝肾不足、气血亏虚、阴虚血燥、血海空虚，或气滞血瘀、阳虚寒凝、痰湿阻滞胞脉，冲任不通所致。

问带下

询问带下的颜色、质地、气味的改变，以判断疾病的性质。带下异常若见带下色深，质地黏稠，有臭味，多属实热；若质稀或有腥气味者，多属虚寒。颜色变化：①白带。带下色白量多，质稀如涕，淋漓不绝而无臭味者，多是脾肾阳虚，寒湿下注所致。②黄带。带下色黄，质黏臭秽者，多是湿热下注或湿毒蕴结所致。③赤白带。白带中混有血液，赤白杂见者，多是肝经郁热，或湿毒蕴结、损伤络脉所致。若绝经后仍见赤白带淋漓不断，可能由癥瘤引起。

◆ **注意事项**

对成年女性，在问经带时首先应注意询问其是否结婚或有性生活。询问月经情况时，应包括初潮年龄、月经周期、经期、末次月经（或闭经时间）、月经的量色质及绝经年龄等；对于已婚妇女及未婚有性生活者，应询问妊娠次数、生产胎数、生产方式及有无流产（如有流产史则应询问流产方式与次数及末次流产时间）、早产、难产等。问带下时，除注意询问带下量的多少、色质和气味等情况以外，对于绝经后仍见赤白带者，要注重病证结合，及时做专科检查以明确诊断。另外，妇女在月经期前后、排卵期或妊娠期，带下量略有增加，属生理现象。

问情志

问情志是指通过询问患者情绪的变化，以诊察疾病的方法。

人的情志活动，是以心为主导，各脏腑共同参与的复杂心神活动。询问患者情志的异常，对于全面分析患者的心神活动状况，准确判断以情绪异常为主要表现的疾病，了解患者的情绪状态，及时进行心理疏导具有重要的指导意义。《黄帝内经》中有大量关于情志生理病理的论述，是中医学情志学说的基础。

◆ **理论依据**

情志是人体对客观事物的主观反应及由此而产生的内心体验，包括喜、怒、忧、思、悲、恐、惊7种，中医称"七情"，它以气血精津为物质基础，是脏腑功能活动的外在反映。情志与人体脏腑功能和气血运行密切相关，正如《素问·阴阳应象大论篇》所说："人有五脏藏化五气，以生喜怒悲忧恐。"脏腑气血的紊乱与损伤，可影响情志活动，从而出现各种情绪异常；反之，当情绪活动太过剧烈、突然，或持续太久，也能使脏腑气血紊乱，从而导致机体产生各种病症，尤其是精神情志的病变。《素问·举痛论篇》谓："怒则气上，喜则气缓，悲则气消，恐则气下……惊则气乱……思则气结。"

◆ **基本内容**

在询问患者情志方面的主观体验时，应注意观察患者的面部表情、姿态、动作及讲话的声音、语气等，加以综合判断，并根据情绪反应的强度、持续时间和性质等，确定患者是否存在情志异常，以及什么样的情志异常。

常见的情志异常有5种类型：①烦躁。表现为心中烦热，手足躁扰，甚至坐卧不安。"烦"即心中烦，为患者内心的一种情绪体验；"躁"即肢体躁动，为手足、形体的动作表现。二者常同时出现，统称为烦躁。实证多是邪热、痰火、瘀血、食积化热上扰心神所致；虚证多是阴血不足，虚火内扰所致。②情志抑郁。表现为情绪低落，愁眉苦闷，寡言少语，善太息，易悲伤，甚则意志消沉，悲观绝望，自罪自责，甚至有自杀倾向等。常因肝郁气滞、肝郁脾虚、心脾两虚、脾肾阳虚等所致。 ③情志亢奋。表现出与周围环境不相符的过度喜乐或激动。如精力相对充沛，情绪不稳，眉飞色舞，盲目乐观，表情丰富，自负自信，多言多语，语调高亢，甚至夸大其词等，多是心肝火旺、痰火扰神、或心肾不交、虚火内动所致。④焦躁不安。表现为经常忧虑紧张，焦虑不安，胆怯易惊，难以摆脱，久则出现搓手顿足，唉声叹气，如大祸临头，坐卧不宁，终日惶惶。多因心胆气虚、心神失养，或痰热内扰、心神不安所致。⑤恐惧。因外界环境变化而产生的一种不合理的精神应激的恐惧反应，表现为情绪紧张、惊恐害怕、提心吊胆，并伴有心慌心悸、胸闷气促、时时汗出、肢体颤抖、面色改变等，甚则二便失禁、精神失常。患者可能因对某种物体、处境或社交场合产生恐惧而主动回避。常因心胆气虚、胆郁痰扰等所致。

◆ **注意事项**

临床上，医者询问患者情志变化时，首先应该注重询问患者情志改变的诱发因素，对其所处的社会环境、职业情况、家庭关系等进行全面了解，以弄清楚诱发情志病变的根源；其次，要与患者建立良好的医患关系，在感情上给予支持、理解，使患者充分信任，直抒情怀；最后，要对情志变化的发病特点、伴随症状进行辨识，综合判断。

问疼痛

问疼痛是指通过询问患者有无疼痛的感觉来诊察病情的方法。疼痛是最常见的临床症状之一。

◆ **理论依据**

疼痛的产生，多是经络不通或不荣的结果。若邪气（诸如外感寒邪、饮食积滞、痰浊、瘀血、虫积、结石等）壅实，阻滞气血脉络，血脉不畅，则可导致实性疼痛，即所谓"不通则痛"；若气血阴阳亏虚，脏腑经络失于濡养，则可导致虚性疼痛，即所谓"不荣则痛"。所以，询问患者疼痛的有无，可以判断邪气的性质和气血阴阳的盛衰。

◆ **基本内容**

问疼痛，应注意询问疼痛的部位、性质、程度及有无时间特点等。

问疼痛部位

疼痛可以发生在患病机体除毛发、爪甲外的任何部位。机体各部位与一定的脏腑经络相联系，因此，明确疼痛的部位，可以初步辨明脏腑、经络的病变。常见以下 6 种情况：①若后头痛并连及项背，是太阳经病变；痛在前额连及眉棱骨等处，是阳明经病变；痛在太阳穴或头部两侧，是少阳经病变；头痛且患者感觉头部晕沉，是太阴经病变；头痛连及齿痛，是少阴经病变；头顶痛，是厥阴经病变。②若胸部正中或偏于一侧疼痛，多属心肺病变。③若胁肋部一侧或两侧疼痛，多属肝胆或其经脉病变。④若上腹部或剑突下疼痛，称为脘痛，多属胃脘病变；若胃脘以下、耻骨毛际以上部位疼痛，称为腹痛，多与脾胃、膀胱、胞宫、小肠、大肠及肝经病变有关。⑤若后背两侧或脊骨部位疼痛，多属膀胱经或督脉病变；若腰脊正中或腰部两侧疼痛，多属肾及腰椎病变。⑥若四肢的肌肉、筋脉、关节疼痛，多属风寒湿邪侵袭所致的痹病。

问疼痛性质

询问疼痛的性质，可以辨别疼痛的致病原因与病变机制。①胀痛。疼痛带有胀满的感觉，多为气滞所致。②刺痛。疼痛剧烈，如针刺锥穿，多为瘀血所致。③窜痛。疼痛部位游走不定或走窜攻痛，又称"游走痛"，多为肝郁气滞或见于行痹（风痹）。④固定痛。疼痛部位固定不移，多为瘀血或痛痹（寒痹）、着痹（湿痹）。⑤冷痛。疼痛伴有冷感，且喜温暖，多为寒邪入侵或阳气不足所致。⑥热痛。疼痛有灼热感，痛而喜凉，多为火热窜入脉络。⑦绞痛。疼痛剧烈，如刀绞割，多为瘀血、结石、虫积等有形实邪闭阻，或寒邪凝滞气机所致。⑧隐痛。疼痛可以忍耐，但绵绵不休，多因精血亏虚或阳气不足所致。⑨重痛。疼痛伴有沉重感，多因湿邪困阻气机所致。⑩闷痛。疼痛带有满闷、憋闷的感觉，多因痰浊内阻心肺所致。⑪酸痛。疼痛伴有酸楚不适感，多因风湿侵袭或肾虚所致。⑫掣痛。疼痛而有抽掣或牵引感，多因筋脉失养或经脉阻滞所致。⑬空痛。疼痛带有空虚之感，多因肾精不足或气血亏虚所致。

◆ **注意事项**

疼痛的发生，不仅具有明显的部位特征，而且常常表现为不同的性质。因此，询问患者疼痛，应注意将部位与性质相结合，以此判断其临床意义。临床诊察时，需与按诊相结合，可以边问边按，并注意患者有无痛苦的表情或反应，从而更全面更准确地分析判断病情。

问饮食口味

通过询问患者口渴与饮水量、食欲与食量及口味等情况的变化来诊察病情的方法。询问饮食与口味的异常，不仅可以了解机体内津液的盈亏与输布、中焦脾胃的功能情况，还能够推测并判断疾病的寒热虚实属性及病势的发展转归等情况。

◆ **简史**

问饮食口味一直为历代医家所重视，早在《黄帝内经》中即有大量有关口渴与饮水、食欲与食量及口味等方面的记载，如《素问·奇病论篇》中："帝曰：有病口甘者，病名为何？何以得之？岐伯曰：此五气之溢也，名曰脾瘅。夫五味入口，藏于胃，脾为之行其精气，津液在脾，故令人口甘也，此肥美之所发也，此人必数食甘美而多肥也。肥者令人内热，甘者令人中满，故其气上溢，转为消渴。"

◆ **理论依据**

口渴与饮水量的变化可以直接反映体内津液的盈亏和输布状况，并可以此来推断病性的寒热虚实，如《景岳全书·传忠录》中说："渴与不渴，可以察里证之寒热，而虚实之辨亦从以见。"食欲食量的变化，临床上主要反映脾胃功能的强弱，胃主受纳、腐熟，脾主运化，人以胃气为本，胃气直接关系到病情的轻重和转归预后，"有胃气主生，无胃气主死"，故询问患者的食欲和食量情况，可诊察脾胃的功能，判断疾病的转归及预后情况。口味异常与内在脏腑疾病关系密切，因五味与五脏相对应，脾开窍于口，其他脏腑之气亦可循经上至于口，故口味的异常可反映脾胃功能的失常或其他脏腑的病变。

◆ **基本内容**

问饮食口味主要包括询问口渴与饮水量、食欲与食量，以及口味 3 个方面的内容。

口渴与饮水量

主要询问患者有无口渴的感觉、是否欲饮水及饮水量的多少，包括以下 3 种情况：①口不渴。患者无明显口渴的感觉，饮水亦不多。这是津液未伤的表现，多见于寒证、湿证或无明显燥热证者。②口渴多饮。患者口渴明显，饮水量增多，这是津液损伤的表现，多为燥邪伤津、里热炽盛、消渴病或汗、吐、下太过所致。③渴不多饮。患者有口干口渴的感觉，但又不欲饮水，或饮而不多。这是轻度伤津，或津液输布障碍的表现，多因外感风热、湿热内阻、饮停胃肠、阴虚津亏、热入营分等所致。

食欲与食量

主要询问患者有无进食的欲望，食欲是减退还是过于旺盛，以及是否对食物有偏嗜的情况，主要有以下 5 种表现：①食欲减退。又称"纳呆""食欲不振"等，指患者进食的欲望减退，甚至不想进食，常伴有食量减少。食欲减退多因脾胃亏虚或湿邪困阻脾胃所致。此外，外邪入侵，干扰胃气，脾胃升降失司，也可见食欲减退。②厌食。厌恶食物，或恶闻食臭，又称"恶食"。多由食滞、湿邪困阻脾胃所致。此外，女子妊娠早期，亦可见短暂择食或恶心厌食，此属妊娠反应，乃因妊娠引起冲脉之气上逆犯胃，胃失和降所致。轻者无其他不适，不影响日常工作生活，无须治疗；重者长期呕恶厌食，甚至食入即吐者，称为"妊娠恶阻"。③消谷善饥。亦称"多食易饥"，指患者食欲过于旺盛，易感饥饿，进食量多，多由胃热炽盛，腐熟太过所致。④饥不欲食。患者虽有饥饿感，但又不欲进食，或进食不多，多因胃阴不足，虚火内扰所致。⑤偏嗜食物。患者偏嗜某种食物或异物。正常人由于地域与生活习惯的不同，常有饮食偏嗜，不作病论。若偏嗜太过，则有可能导致病变，如偏嗜肥甘，易生痰湿；偏食生冷，易伤脾胃；过食辛辣，易致燥热等。若嗜食生米、泥土等异物，称为嗜食异物，常见于小儿，多属虫积。

口味

主要询问患者口中有无异常的味觉。具体包括：①口淡。患者味觉减退，口中乏味，常伴食欲减退，属脾胃虚弱或寒湿内阻。②口苦。患者自觉口中有苦味，多见于实热证，尤以心火、肝胆火旺，胆气上逆多见。③口甜。患者口中有甜味感，多与脾胃病有关，为脾胃湿热或脾虚甘味上泛所致。④口酸。患者口中泛酸水或有酸馊味，为肝胃郁热或为伤食所致。⑤口咸。患者自觉口中有咸味，多见于肾虚或寒证。⑥口涩。患者自觉口中有涩味，如食生柿，燥涩不适，多为燥热伤津或脏腑热盛所致。⑦口黏腻。患者自觉口中胶黏不适，多由湿浊、痰饮、食积困阻中焦所致。

◆ 注意事项

临床上问饮食口味，应注意根据饮食口味的特点、饮水量及食量的多少及伴随症状辨证分析，综合判断。如口渴与饮水是体内津液的盈亏和输布情况的反映，二者密切相关。一般口渴多喜饮，口不渴者不欲饮，但有时也不尽然，临床应注意询问口渴特点及其兼症。同时，要注意女性特殊生理时期对饮食的影响、不同地区的生活习惯和饮食偏嗜等情况。

切　诊

切诊是指医者用手对患者体表某些部位进行触、摸、按、叩，通过手的触觉及患者的反应状态，以了解病情、诊察疾病的一种方法，为四诊之一。

◆ 简史

在古代，切诊专指脉诊。早在春秋战国时期，中国医家扁鹊即可通过切脉而言病之所在。脉诊在诊病中具有重要的意义，并且技巧性很强，正如《难经》所说"切脉而知之谓之巧"。有关按诊的内容，在《黄帝内经》《伤寒论》等书籍中有许多记载，且后世有所发展。因此，切诊应包括脉诊与按诊两个部分。

◆ 理论依据

根据中医理论，人体是一个有机的整体。人体发生病变后，可通过局部或外在的形体结构或功能的异常变化反映出来。因此，通过手的触觉，可感知到患者脉搏和身体一些部位的异常变化，从而推测机体内在的病理变化，为诊察病情、辨别病证提供一定依据。

◆ 基本内容

包括脉诊与按诊。①脉诊。医者用手指切患者身体某些特定部位的脉搏搏动处，体察手指下脉搏跳动的情况，以了解身体状况，辨别病证的一种诊察方法。基本内容包括诊脉的部位、方法与体察、分析脉象的要点，正常脉象及其生理变异，以及常见脉象的特征与临床意义等。现在通用的脉诊，主要是切按寸口脉象。②按诊。医者用手直接触摸、按压或叩击患者身体的某些部位，了解局部的冷热、润燥、软硬、压痛、肿块或其他异常变化，以推断病情、辨别病证的一种诊察方法。基本内容包括按诊的手法（触、摸、按、叩）和按诊的内容（按胸胁、按脘腹、按手足、按肌肤、按腧穴等）。

◆　**注意事项**

切诊操作一般应在安静、整洁、空气流通的诊室中进行，室内的温度、湿度等要保持在舒适的范围内。在诊脉过程中，应认真体察、分辨患者脉象的变化。在按诊的过程中，要注意捕捉患者体征的主要特点。切诊应与其他三诊交替进行，相辅相成。

◆　**现代研究**

关于切诊的现代研究主要集中在脉诊方面，包括脉象形成机制的研究、脉象影响因素的研究、脉诊的客观化研究及脉象与疾病、证候的相关性研究等。

按　诊

按诊是指医者用手直接触摸、按压或叩击患者身体的某些部位，了解局部的冷热、润燥、软硬、压痛、肿块或其他异常变化，以推断病情、辨别病证的一种诊察方法。

◆ 简史

按诊是切诊的重要组成部分，早在《黄帝内经》中就有详细的记载。如《素问·调经论》："实者外坚充满，不可按之，按之则痛……虚者，聂辟气不足，按之则气足以温之，故快然而不痛。"《灵枢·水胀》："水始起也……足胫肿，腹乃大，其水已成矣。以手按其腹，随手而起，如裹水之状，此其候也。"到汉代，张仲景在《伤寒论》和《金匮要略》中对按诊的论述更多，并将胸腹部按诊作为鉴别病证的重要依据。如《金匮要略·腹满寒疝宿食病脉证治》："病者腹满，按之不痛为虚，痛者为实，可下之……按之心下满痛者，此为实也，当下之，宜大柴胡汤。"通过按诊有助于进一步探明疾病的部位、性质和程度，是对望、闻、问诊所获资料的补充和完善，为全面分析病情、判断疾病提供重要的指征和依据。

◆ 基本内容

按诊方法

体位。根据对患者按诊部位的不同，医者可采取坐位或站位。对于皮肤、手足、腧穴的按诊，医者可以采取坐位或站位，面向患者的被诊部位，用左手稍扶病体，右手进行触摸、按压诊察；对于胸腹、颈、背、腰部或下肢的诊察，医者多站立于患者的右侧进行操作。

手法。主要有触、摸、按、叩4种手法。①触法。用手指或手掌轻触患者局部皮肤，如额部、四肢、胸腹部等，以检查肌肤的凉热、润燥。②摸法。用手指或手掌稍用力寻抚局部，如胸腹、腧穴、肿胀的部位等，以检查局部的感觉，有无疼痛及肿胀的形态与大小等。③按法。用手指或手掌重力按压或推寻局部，如胸部、腹部、脊柱、肿胀部位、肌肉丰厚处等，以检查深部有无疼痛、肿块，肿块的形态、质地、大小、活动程度，肿胀的程度及范围、按之是否凹陷、若凹陷是否容易恢复等。④叩法。用手叩击身体某部，如腹部、腰背部等，使之震动，然后感受叩击所产生的叩击音、波动感、震动感及患者的反应。叩法又分为直接叩击法和间接叩击法。直接叩击法，即用手直接叩击或拍打患者体表某些部位，根据叩击音及手指下的感觉判断检查部位的状况。间接叩击法包括拳掌叩击法和指指叩击法。拳掌叩击法是医者用左手掌平贴在患者的被诊部位体表，右手握空拳叩击左手背，同时询问患者的感觉，注意观察患者的反应，主要用于检查胁部和腰背部等肌肉较为丰厚的部位。指指叩击法是医者用左手中指的第二指节紧贴在患者需被检部位的体表，其余手指略微抬起，右手指自然弯曲，中指弯曲约 90°，垂直叩在左手第二指节前端，叩击时应借用手腕活动的力量，灵活、短促，每叩一下，右手迅速抬起，连续叩击 2～3 次，而后以略微停顿的节奏进行。每叩击数次，左手即逐渐向前或向后移动，右手也随之移动，根据不同部位的声音变化进行诊察。主要用于胸、胁、脘、腹等部位的检查。

按诊的内容

按胸胁。胸胁部分为前胸与胁肋。前胸指锁骨上窝至横膈以上的部位；胁肋指侧胸部，包括腋下至十二肋骨的区域。胸胁部的按诊主要包括按胸部与按胁部，根据具体情况可参用触、摸、按、叩等诸法。

按胸部。按胸部可了解心、肺及乳房病变的情况。①前胸高起，叩之膨膨然，其音清者，多为肺胀，亦见于气胸；若按之胸痛，叩之音实者，常为饮停胸膈或痰热壅肺；胸部外伤则可见患侧按之痛而拒按，局部青紫肿胀，提示气滞血瘀。②按虚里。虚里位于左乳下第四和第五肋之间，乳头下稍内侧，为心尖搏动处，为诸脉之所宗。按虚里可测知宗气之强弱、疾病之虚实、预后之吉凶。尤以危急病证寸口脉难以摸到时，诊虚里更具有重要的诊断价值。古人对此甚为重视，早在《素问·平人气象论》中就有记载："胃之大络，名曰虚里，贯膈络肺，出于左乳下。其动应衣，脉宗气也。盛喘数绝者，则病在中，结而横，有积矣，绝不至曰死。"诊虚里时，一般患者采取坐位和仰卧位，医者位于患者右侧，用右手全掌或指腹平抚于虚里部，并调节压力。注意诊察搏动的范围、动气的强弱、至数、聚散等。③乳房按诊。妇女乳房正常时内有数个小结，乳房按诊时呈模糊的颗粒感和柔韧感，无触痛。乳房局部压痛，可见于乳痈等病变。若发现乳房内肿块时，应注意肿块的数目、部位、大小、外形、硬度、压痛和活动度，以及腋窝、锁骨下淋巴结的情况。如若乳房肿块呈多发性、扁平形，或串珠状结节，大小不一，边界不清，质韧而不硬，活动度好，伴有疼痛，发展缓慢者，为乳癖；乳房有形如鸡卵的硬结肿块，边界清楚，表面光滑，推之活动而不痛者，多为乳核；乳房肿块增大迅速，质硬，形状不规则，高低不平，边界不清，腋窝多可扪及肿块，有血性分泌物从乳头溢出，应考虑乳癌的可能。

　　按胁部。胁部为厥阴、少阳经脉所过之处。肝脏位于右胁内，胆附于肝，肝上部在锁骨中线处平第五肋，下界与右肋弓下缘一致，故胁下一般不能触及。胁部按诊主要是了解肝胆疾病。若胁下扪及肿块，多属气滞血瘀；若右胁下扪及肿块，质地坚硬，按之表面凸凹不平，边缘不规则，常伴压痛，则应考虑肝癌等。

按脘腹。脘腹部指心下（剑突）至毛际（耻骨联合）的体表部位。腹部胃腑所在部位为胃脘，胃脘以下、脐以上为大腹，属脾；脐以下至耻骨毛际以上正中为小腹，属膀胱、胞宫、小肠、大肠；小腹两侧为少腹，属足厥阴肝经。进行脘腹部按诊时，可根据具体情况将触、摸、按、叩诸法参用。

按脘部。主要诊察胃腑病证。脘部痞满，按之较硬而疼痛者属实证，多因实邪聚结胃脘所致；按之濡软而无痛者属虚证，多因胃腑虚弱所致；脘部按之有形而胀痛，推之辘辘有声者，为胃中有水饮。

按腹部。主要诊断脾、大小肠、膀胱、胞宫等脏腑的病证。通过腹部的凉热、软硬、胀满、肿块、压痛等异常变化反映出有关脏腑的病变及证候性质。一般来说，凡腹部肌肤凉而喜温者，属寒证；肌肤灼热而喜凉者，属热证；腹痛喜按者多属虚证；腹痛拒按者多属实证。若腹部有肿块，按诊时要注意肿块的部位、形态、大小、硬度、有无压痛和能否移动等情况。凡肿块推之不移，肿块痛有定处者，为癥或积，病属血分；肿块推之可移，或痛无定处，聚散不定者，为瘕或聚，病属气分；肿块大者为病深，形状不规则，表面不光滑者为病重；坚硬如石者为恶候，肿块生长迅速者往往预后不良。

按手足。主要检查四肢肌肤、肌肉、关节、筋脉的病变，根据具体情况可将触、摸、按诸法参用。中医非常重视通过触摸患者手足部位的冷热程度判断病情的寒热虚实。如患者手足俱冷，多为阳虚寒盛之寒证；

手足俱热者，多为阳盛热炽之热证。此外，诊手足寒温对判断阳气存亡，推测疾病预后，亦具有重要意义。若阳虚之证，四肢犹温，为阳气尚存，病虽重尚可治疗；若四肢厥冷，多病情深重，预后不良，应审慎诊治之。

按肌肤。主要是感知局部肌肤的寒热温凉、肿胀、润燥、滑涩、软硬及疼痛等情况，可根据具体情况将触、摸、按诸法参用。①诊寒热。按肌肤的寒热可了解人体阴阳的盛衰、表里虚实和邪气的轻重。例如，凡身热，触其皮肤觉热甚，久按之反不觉热者，是热在表；若久按热愈甚者为热在里。肌肤寒冷，为阳气衰少；肌肤灼热，为阳热炽盛；肌肤寒冷而大汗淋漓，面色苍白，脉微欲绝者，为亡阳之征；若汗出如油，四肢肌肤尚温而脉躁疾无力者，为亡阴之象。身灼热而手足厥冷者，为里热壅盛，阳气不得外达四末，属真热假寒证。局部病变中，还可以从肌肤之寒热辨别证之阴阳。如皮肤不热、红肿不明显者，多为阴证；而皮肤灼热且红肿疼痛者，多为阳证。②诊润燥滑涩。触摸患者皮肤的滑润和燥涩，可了解汗出与否及气血津液的盈亏。一般皮肤干燥者，尚未出汗；湿润者，为汗已出；干瘪者，为津液不足。新病皮肤多润滑而有光泽，为气血未伤之表现；久病肌肤枯涩者，为气血两伤，气血不能濡养体表所致。肌肤甲错者，多为瘀血日久，血虚失荣所致。③诊疼痛。根据肌肤疼痛的部位、性质及程度，可辨别病位和病性。局部肌肤柔软，按之痛减者，为虚证；肌肤硬痛拒按，按之痛甚者，为实证；轻按即痛者，病在表浅；重按方痛者，病在深部。④诊肿胀。用手重按肌肤肿胀部位以辨别水肿和气肿。若按之凹陷，不能即起者，为水肿；按之凹陷，举手即起者，为气肿。⑤诊疮疡。触按疮疡局部，根据凉热、软硬，可判断病证之阴阳寒热及是否成脓。凡痈疡按之肿硬而不热，根盘平塌漫肿者，为阴证；按之高肿灼手，根盘紧束者，为阳证。按之紧硬而热不甚者，为无脓；按之边硬顶软而热甚者，为有脓。轻按即痛者，为脓在浅表；重按而痛者，为脓在深部。按之陷而不起者，为脓未成；按之有波动感者，为脓已成。

按腧穴。对某些特定腧穴的按诊，主要是了解有无压痛、结节及其他敏感反应，可根据具体情况将触、摸、按诸法参用。正常情况下，按压腧穴可产生酸胀感，但无压痛，腧穴皮下无结节或条索状物，也无其他异常感觉，若出现以上异常或其他敏感反应，即可推断相应脏腑存在病理改变。如肺俞穴或中府穴有压痛，则病位在肺；若胃俞穴或足三里穴存在压痛，则提示病位在胃；若肝俞穴或期门穴存在压痛，则病位在肝；若上巨虚穴下 1～2 寸存在压痛，则为肠痈的特定表现等。

◆ **操作程序与方法**

患者体位的选择

根据患者的具体情况及按诊的需要，指导患者按照下列体位之一或多种体位配合进行检查。①坐位。一般用于皮肤、手足、腧穴的按诊。②卧位。主要用于胸腹、腰部或下肢的诊察。③仰卧位。主要用于胸腹部的诊察。诊察时让患者全身放松，两手臂自然平放于身旁。诊察胸部时，嘱其双腿自然伸直；诊察腹部时，嘱其双腿屈膝，使腹肌松弛，并依照医者的提示做腹式深呼吸。④侧卧位。常与仰卧位配合运用，主要用于仰卧位诊察判断不明时，对腹腔内包块、腹水的判断。诊察时，位于下部的下肢伸直，在上部的下肢呈屈髋屈膝状。⑤俯卧位。主要用于腰背部的诊察。

医者的操作方法

①体位。根据对患者按诊部位的不同，医者可采取坐位或站位。对于皮肤、手足、腧穴的按诊，医者可以采取坐位或站位，面向患者的被诊部位，用左手稍扶病体，右手进行触摸、按压诊察；对于胸腹、颈、背、腰部或下肢的诊察，医者多站立于患者的右侧进行操作。②手法。根据按诊部位和内容的需要，医者可选择一种或多种手法结合进行按诊。

◆ 注意事项

按诊的注意事项有：①按诊的体位及触、摸、按、叩4种手法的选择应具有针对性。临诊时，必须根据不同疾病要求的诊察目的和部位，选择适当的体位和方法。②医者举止要稳重大方，态度要严肃认真，手法要轻巧柔和，避免突然暴力或冷手按诊。③注意争取患者的主动配合，使患者能准确地反映病位的感觉。④要边检查边注意观察患者的反应及表情变化，注意对侧部位以及健康部位与疾病部位的比较，以了解病痛所在的准确部位及程度。⑤要一边询问是否有压痛及疼痛程度，一边通过谈话了解病情，以转移患者的注意力，减少患者因紧张而出现的假象反应，保证按诊检查结果的准确性。

脉　诊

脉诊是指医生用手指放在患者身体特定部位的脉搏搏动处，体察手指下脉搏跳动的形象，以了解身体状况，辨别病证的诊察方法。又称切脉、诊脉、按脉、持脉、把脉、候脉等。当代脉诊主要切按患者寸口部位的脉搏搏动。属于切诊。

◆ **简史**

《史记》中有关于古代名医扁鹊、仓公善于诊脉的记录，并指出"至今天下言脉者，由扁鹊也"。《黄帝内经》中对脉诊有较为系统的论述，其内容涉及诊脉的时间、部位、方法及脉象的生理、病理变化和意义等，为后世脉学的发展奠定了坚实的基础。《难经》特别重视脉诊，在《难经·一难》中指出"寸口者，脉之大会，手太阴之脉动也……寸口者，五脏六腑之所终始，故法取于寸口也"，提出"独取寸口"的理论，从技术层面简化了《黄帝内经》中的遍诊法。西晋时期《脉经》的问世标志着中医脉学理论体系的形成，对世界医学有着广泛的影响。公元 6 世纪，中国的脉学传到朝鲜、日本等国；至公元 17 世纪，一些脉学经典被翻译成多种文字在欧洲流传。

◆ **理论依据**

脉象是指医生在切脉时手指感受到的脉搏跳动的形象。脉象的形成与脏腑气血密切相关，具体如下：①心是形成脉象的主要动力。心主血脉，心脏一缩一张有节律的搏动，推动血液在脉管中运行，使气血流布全身。同时，使脉管随之产生有节律的搏动，形成脉搏。因此，脉搏的跳动与心脏搏动的频率、节律基本一致。②气血是形成脉象的基础。气血是构成人体组织和维持人体生命活动的基本物质。气为血之帅，血液在脉管中的运行全赖气的推动与固摄作用；血为气之母，血为气的生成和功能活动提供能量。因此，气血的盛衰对脉象的影响较大。若气血充盛，则脉形适中，应指有力；若气血不足，则脉象细，应指无力；若气滞血瘀，则脉行不畅，指下有脉来涩而不畅的感觉。③脏腑协同是脉象形成的前提。脉象的形成，不仅与心、脉、气、血有关，更与全身其他脏腑的功能活动息息相关。肺主气，司呼吸，通过"肺朝百脉"的联系而调节全身气血的运行，助心行血；脾胃为后天之本、气血生化之源，又主统血。因此，气血充盈与否、脉象有无胃气，全看脾胃功能是否正常；肝藏血、主疏泄，既能调节循环血量，又可与脾共同维持气血于脉中运行畅通无阻；肾藏精，为元阴、元阳之根，亦为脉象之根；肾精可以化血，是血液生成的重要来源。综上，脉象实际上是在人体脏腑功能活动相互协调作用下的一种综合反映。因此，通过切脉获取的脉象变化，可为了解身体状况及辨别病证提供依据。

◆ 基本内容

诊脉要点

诊脉部位

在中医发展的过程中，因脉诊部位不同而产生不同的脉诊法，主要有遍诊法、三部诊法和寸口诊法。目前最常用的是寸口诊法。

①遍诊法。又称三部九候诊法。出自《黄帝内经·素问》，是通过遍诊上、中、下三部相关动脉，以诊察病情的一种古老诊脉方法。上为头部、中为手部、下为足部。每部又分为天、地、人三候，三三合而为

九，故称为三部九候法。上部，天候按太阳穴以候头角之气，人候按耳门穴以候耳目之气，地候按巨髎穴以候口齿之气。中部，天候按寸口脉以候肺，人候按神门穴以候心，地候按合谷穴以候胸中之气。下部，天候按太冲穴或足五里穴以候肝，人候按箕门穴或冲阳穴以候脾（胃），地候按太溪穴以候肾。其用意是何处

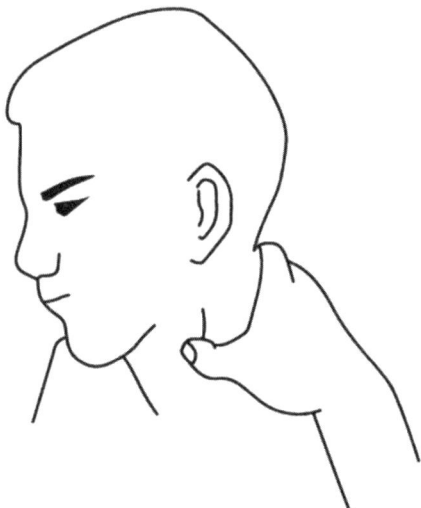

诊人迎脉示意图

脉象有变化，便可以提示相应部位、经络、脏腑发生病变的可能。

　　②三部诊法。出自张仲景《伤寒杂病论》，即诊人迎、寸口、跌阳三脉。其中以寸口候十二经，以人迎、跌阳分候胃气。亦有去跌阳，加太溪以候肾气者。现在这种方法只在危急病证及两手寸口无脉时，才配

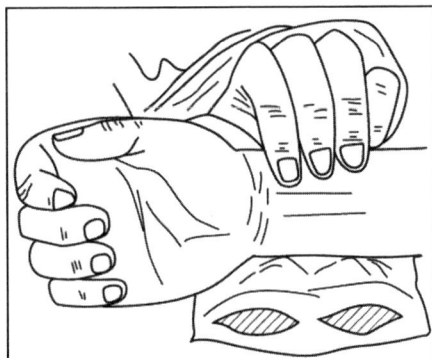

诊寸口脉示意图

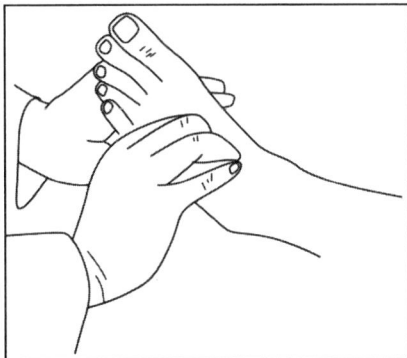

诊跌阳脉示意图

合使用。

③寸口诊法。始见于《黄帝内经》，详见于《难经》，推广于晋代王叔和的《脉经》。是通过切按寸口部位的脉搏搏动，以诊察病情的一种诊脉方法。寸口，亦称气口、脉口，是指两手腕部腕横纹后方，桡骨茎突内侧，桡动脉搏动明显处。寸关尺是寸口诊法中的 3 个诊脉部位，其中桡骨茎突内侧处为关，关之前（腕端）为寸，关之后（肘端）为尺。三部的脉搏，分别称为寸脉、关脉、尺脉，两手共六部脉。《难经》将此寸、关、尺三部的每部又分浮取、中取、沉取三候，合称三部九候，与遍诊法的三部九候名同而实异。为什么独取寸口脉就可以诊察疾病呢？从理论上来说，一是寸口脉为手太阴肺经原穴太渊所在之处，十二经脉之气汇聚于此，称为"脉之大会"。肺具有"朝百脉"的功能，也就是五脏六腑十二经的气血运行皆起于肺而止于肺。因此，脏腑气血之病变可反映于寸口脉。二是手太阴肺经起于中焦，与脾胃之气相同。而脾胃为后天之本、气血生化之源。因此，通过诊寸口脉可以诊察胃气的强弱与全身脏腑气血之盛衰。从技术层面上看，寸口诊法是切按前臂腕后桡动脉表浅部位，此处皮薄脉显，诊察方便易行，故为诊脉的理想部位，被后世医家普遍采用。中医认为，两手寸、关、尺六部脉各分候一定的脏腑，可以诊察相应脏腑的生理或病变状态。历代文献记载有几种不同的说法，临床上常用的划分方法是：左寸候心，右寸候肺；左关候肝、胆，右关候脾、胃；两尺候肾。必须指出的是，寸口脉寸、关、尺分候脏腑，其所候的是五脏六腑之气，而不是脏腑之脉出于何部。

诊脉方法

①时间。《黄帝内经》认为最好的诊脉时间是清晨。清晨患者未起床、未进食，体内外环境比较安静，气血经脉受到的干扰因素最少，故容易辨识病脉（疾病状态下的脉象）。但这样的要求实际很难做到，尤其是对门诊、急诊的患者。因此，现在诊脉时要求有一个安静的内外环境，而不拘泥于清晨。诊脉之前，先让患者休息片刻，使气血平静，诊室也要保持安静，以避免外界环境的影响和患者情绪的波动，这样诊察到的脉象才能真实反映患者的生理病理情况。每次诊脉的时间，古人认为应遵循"五十动"的原则，即诊脉的时间不能少于 50 次脉动。现在临床上以不少于 1 分钟为宜。若诊脉时间过短，则不能精确地体察脉象，甚至容易漏诊一些有间歇的脉象，不利于医生仔细辨别脉象。

②体位。患者取坐位或仰卧位，前臂自然向前平伸，与心脏近于同一水平，呈直腕、仰掌、手指微微弯曲姿势，并将手腕部放置于脉枕或其他软质物上，使寸口部充分伸展，以保持局部气血流畅，便于切脉。如果患者被迫处于半仰卧位，则可将其手以放松状态放置于医生手上，医生站立于病床的侧边，以手代枕，将患者的手腕托于手掌上。

③指法。正确而规范的运用指法，是辨识不同脉象的关键。指法操作步骤如下：诊脉时医生和患者侧向而坐，最好是用左手诊患者右手的脉，用右手诊患者左手的脉。

下指。对成人切脉，医生先用中指按在掌后高骨内侧关脉部位，称为中指定关；接着用食指在关前（腕侧）定寸，用无名指按关后（肘侧）定尺。

排指。医生手指指端要平齐，三指略呈弓形，以指目接触脉体，与被诊者体表约呈45°角（指目的部位感觉较灵敏，且容易推移，便于寻找到脉搏搏动最清晰的部位，并可根据需要适当变换指力）。

布指。布指的疏密要和患者的身材及医生手指粗细相适应，患者身高臂长或医生手指较细者，布指宜疏，反之宜密。小儿寸口部脉位短，就诊时常哭闹不合作，可用"一指（拇指或食指）定关法"，不必细分寸、关、尺三部。

运指。运用指力的轻重或挪移以探索、体察脉象，常用的指法有举、按、寻、总按和单按等。举，是用手指轻按在皮肤上，又称轻取。按，是用手指重按至筋骨间，又称重取。寻，是指用中等指力，左右前后推寻，以寻找最明显的脉动特征，又称中取。总按：三指平布，同时用大小相等的指力按脉，从总体上辨别寸、关、尺三部和左右两手脉象的整体特征及变化，这是诊脉最常用的方法。单按：分别用一个手指单按其中一部脉象，常与总按配合运用，主要是为了重点体会寸、关、尺某一部脉象的变化特征。

④平息（又称调息）。是要求医生在切脉时，保持呼吸均匀平静，把注意力集中于三指之下，全神贯注，清心宁神，以自己的一次正常呼吸为时间单位，来计算患者的脉搏搏动次数。一呼一吸为一息，一息脉来4至、间或5至者为正常，不足4至为迟脉，5至以上不满7至为数脉。

体察、分析脉象要点

为在比较中识别、理解和掌握脉象，近代通过对历代脉学文献的深入理解和实验研究，将可构成脉象特征的主要因素大致归纳为脉位、脉率、脉长、脉宽、脉力、脉律、流利度、紧张度 8 个方面，称之为脉象要素，以达到执简驭繁的目的。具体如下：①脉位指脉搏显现部位的深浅。脉位表浅为浮脉，脉位深沉为沉脉。②脉率指脉搏的频率。正常成人一般为一息脉来 4 到 5 至，一息脉来不足 4 至为迟脉，5 至以上不满 7 至为数脉，多于 7 至为疾脉。③脉长是依据脉动应指的轴向范围，诊察脉动的长短。脉动超越寸、关、尺三部为长脉，脉动不及寸或尺者为短脉。④脉宽指脉搏应指的径向范围大小，即手指感觉到脉道的粗细（不等于血管的粗细）。脉道宽大者为大脉，狭小者为细脉。⑤脉力指脉搏的强弱。脉搏应指有力为实脉，应指无力为虚脉。⑥脉律（均匀度）既指脉动节律的均匀度，又可指脉搏力度大小是否一致。节律不均匀的如促、结、代脉，脉搏力度、大小不一致的如散脉等。⑦流利度指脉搏来势的流利畅通程度。脉来圆滑流利为滑脉，往来艰涩不流利为涩脉。⑧紧张度指脉管的紧急或弛缓程度。脉来如按琴弦、较强而硬为紧张度高的弦脉，脉来去怠缓、脉形弛纵为紧张度不足的缓脉。

正常脉象及其生理变异

健康人在生理条件下出现的脉象称为平脉。正常脉象的特征可概括为"有胃"（脉有胃气）、"有神"（脉有神气）及"有根"（脉有根基）；正常脉象可随季节、昼夜、地理、性别、年龄、性格、情绪及劳逸、饮食等体内外因素的影响而有相应的生理变化。诊脉时必须首先明确平脉的脉象特征和生理变异，才能知常达变，进一步掌握病脉。

常见脉象特征与临床意义

在脉学发展的过程中，由于个人经验与对脉象体会的差异，历代医家对脉象的命名和分类的简繁并不完全一致。如《黄帝内经》记载脉象21 种，中国最早的脉学专书《脉经》提出 24 种脉象，《濒湖脉学》提出 27 种，李士材的《诊家正眼》又增加疾脉，故近代多从 28 脉（包括浮脉、沉脉、伏脉、迟脉、数脉、疾脉、虚脉、实脉、洪脉、细脉、微脉、散脉、滑脉、涩脉、长脉、短脉、弦脉、芤脉、革脉、紧脉、缓脉、牢脉、弱脉、濡脉、动脉、促脉、结脉、代脉）论述，附加 1 个大脉。由于个体的差异及疾病的复杂性、变化性和严重程度的不同，临床上常见由 28 脉中两种或两种以上脉象构成的相兼脉，如浮数脉、弦细脉等。疾病发展到危重阶段，还可出现反映脏腑精气衰竭的真脏脉，如釜沸脉、鱼翔脉、虾游脉、屋漏脉、雀啄脉、解索脉、弹石脉等。

◆ 操作程序与方法

一般情况下，采取寸口诊法诊察患者的脉象。如果是无脉症或重症患者，寸口脉难以摸到，可参照寸口脉的诊察方法，切按其他部位的脉搏。

寸口诊法的操作程序与方法可概括如下：①根据寸口诊法的体位要求和患者的具体情况，确定患者的体位。②根据寸口诊法的指法要求，医生依次进行下指、排指、布指和运指，以切按患者的脉搏。当寸口正常位置感觉不到脉动时，应注意是否为斜飞脉或反关脉，并按照其脉行位置进行切按。在诊脉时，医生应调匀呼吸，宁静心神，全神贯注。一般情况下，每手诊脉时间不少于 1 分钟。③医生根据脉象要素，从 8 个不同的角度，体察指下脉动的形象。如通过指力的轻重变化，诊察脉动显现最为明显的部位，辨别脉位的浅深；以医者的呼吸或借助钟表，计算一息或一分钟内脉动的次数，辨别脉搏频率的快慢；根据指下脉搏跳动的力度，诊察脉搏的强弱；依据脉动应指的轴向范围，诊察脉动的长短；依据脉搏应指的径向范围，诊察脉动的宽窄；根据脉搏应指的节律是否一致、有无歇止及歇止有无规律，脉搏应指的力度、大小是否一致等，诊察脉搏的均匀度；根据脉搏应指的软或硬、紧急或弛缓及柔韧度等，诊察脉搏的紧张度等；根据脉搏应指的圆滑或艰涩等，诊察脉搏的流利度。在对脉象要素诊察的基础上，综合分析，确定具体脉象属于28脉中的哪一种，或属于何种相兼脉，或其他特殊脉象（如真脏脉等）。

◆ **注意事项**

在患者运动之后，或情绪有较大波动时，或刚用完餐后，不要立即诊脉，待患者稍加休息安静之后，再行诊脉；诊脉时不进行问诊，在保证注意力集中的同时，避免对话引起患者情绪波动；如患者的手臂有手表、手环、扣紧的袖口等，应注意让患者解除压迫后再诊脉。

◆ **现代研究**

脉诊的现代研究，除进一步挖掘古代文献、探讨脉诊理论外，主要可概括为以下4个方面。

脉象形成机制的研究

通过临床和实验研究，从血液动力学角度探讨脉象的形成机制。如弦脉的形成机制主要涉及总外周阻力、心输出量和动脉顺应性（在单位压力下动脉扩张的难易程度）等因素。病理性弦脉的形成，主要由于总外周阻力升高，动脉顺应性降低，而常伴有心输出量减少。生理性弦脉，特别是青少年的弦脉，其心输出量充实，而总外周阻力与动脉顺应性仍正常，是机能旺盛的表现。老年人的心血管系统趋于衰退，其弦脉虽出现在正常生理状况下，但其形成机制类似病理弦脉。此外，神经、内分泌系统对心血管系统的调节也可影响弦脉的形成。高血压病、慢性肝炎等疾病以弦脉多见，疼痛、寒冷、激怒、紧张等刺激，使交感神经兴奋，缩血管神经介质或内分泌激素的分泌增加等，都可导致脉象变弦。

脉象影响因素的研究

在传统脉诊理论的基础上，结合脉诊仪的客观化脉图采集，进一步验证、探讨年龄、性别、时间生物节律、特殊生理状态（如妇女月经期）、情绪、饮食、运动等对脉象的影响。

脉诊的客观化研究

在传统脉诊理论基础上，运用现代科学技术和方法，研制、开发脉象的客观化采集设备（即脉诊仪、脉象仪），并随着技术和方法的最新发展，不断更新脉诊仪的硬件与软件。脉诊仪的研究已取得长足进展，主要应用于科研、教学及中医体检等方面。脉诊仪相关参数的规范化、标准化也逐步受到重视。脉诊仪的关键部分是脉象传感器，而关键技术部分是脉象信号的特征提取与分析。

①脉象传感器。已应用的脉象传感器种类繁多，性能各异，根据其工作原理可概括为压力传感器（又有压电式传感器、压阻式传感器、压磁式传感器之分）、光电式脉搏传感器、传声器及超声多普勒技术等，其中压力传感器是应用最为广泛的脉象信号采集装置。根据脉象传感器的形式，可分为单探头脉象传感器、双探头复合式脉象传感器、三探头

脉象传感器等。普遍采用的是针对寸口（桡动脉处）关部的单探头方式来检测脉搏搏动信息。②脉象信号的特征提取与分析。通过计算机或嵌入式智能系统对寸口（桡动脉处）脉搏压力波（又称脉图）进行的各类算法分析。主要包括脉图信号的预处理、特征提取、模式识别及分类等内容。具体的分析方法有时域分析方法、频域分析方法、时频分析方法及智能脉象分类识别方法（如模糊聚类分析、BP 神经网络分类器）等，其中时域分析方法是一种较为传统且在前期研究中应用较为广泛的脉图分析方法。脉诊仪的未来发展，应注重脉象检测和分析性能的不断提高与智能化，能够同步检测寸口部位寸、关、尺三部脉象的信息，实现便携式、移动式、小型化，具有良好的人机互动界面，可动态监测脉象的变化，为医疗保健提供可靠依据。

◆ **脉象与疾病、证候的相关性研究**

通过传统方法或借助脉诊仪，探讨一些疾病或证候的脉象特征或变化规律，为进一步探讨脉象的临床意义和提高诊疗水平提供依据。如根据诸多有关高血压脉象特征的临床研究结果分析，大多数患者为弦脉及其兼脉，有些也可出现细、滑、沉、涩等脉象，并且与疾病的严重程度和中医证候类型相关。早期高血压脉弦而兼浮，晚期脉弦而偏沉细；伴有心脏血管受损的重症患者，脉多兼涩等；证属痰湿壅盛和肝火亢盛者，其脉图分别有弦滑脉及弦实脉的特征等。

本书编著者名单

编著者 （按姓氏笔画排列）

万学红　　王天芳　　王忆勤　　王兰兰

王庆国　　方朝义　　许朝霞　　孙　宇

陆小左　　龚启勇　　董昌武　　曾　锐

廖二元